Brötz/Weller

Bandscheiben-Aktiv-Programm

Die Autoren

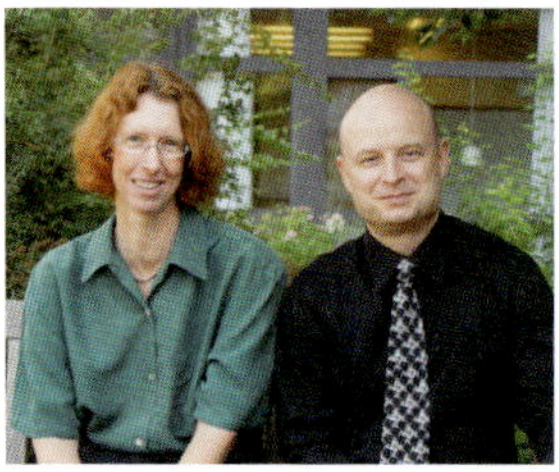

Doris Brötz ist seit 1982 Physiotherapeutin. Sie hat seit Jahren Forschungsstellen an der Universitätsklinik Tübingen und arbeitet in eigener Praxis. Auf Grundlage wissenschaftlicher Erkenntnisse und ihrer praktischen Erfahrung in der Behandlung von Patienten hat Frau Brötz mehrere Therapiekonzepte entwickelt und beschrieben. Dabei kommen immer verhaltensorientierte, aktive, selbstkontrollierte und wissenschaftlich fundierte Strategien zum Einsatz. Frau Brötz hat zahlreiche Forschungsarbeiten zur Untersuchung der Wirksamkeit von Physiotherapie bei Bandscheibenvorfällen, nach Schlaganfall und bei Ataxie initiiert, durchgeführt und publiziert. Sie ist Autorin mehrerer Bücher und zahlreicher wissenschaftlicher Arbeiten.

Prof. Dr. med. Michael Weller ist seit 2008 Klinikdirektor der Neurologischen Klinik am Universitätsspital Zürich und war zuvor Ärztlicher Direktor an der Neurologischen Universitätsklinik Tübingen. Dort haben Doris Brötz und Michael Weller seit 1996 mehrere Studien zur Diagnostik und Therapie bei Patienten mit Bandscheibenvorfällen der Lendenwirbelsäule gemeinsam geplant und durchgeführt. Daraus haben die Autoren das hier beschriebene Konzept für Patienten mit Wirbelsäulenleiden entwickelt. Neue wissenschaftliche Erkenntnisse und Erfahrungen aus der täglichen Behandlung von Patienten werden von ihnen ständig geprüft und ggf. in das Konzept aufgenommen.

Doris Brötz
Prof. Dr. med. Michael Weller

Bandscheiben-Aktiv-Programm

Endlich wieder schmerzfrei –
dauerhaft belastbar bleiben

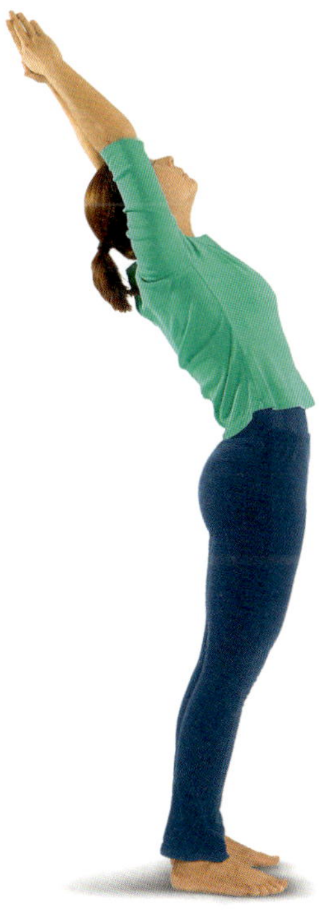

TRIAS

6 **Liebe Leserin, lieber Leser,**

9 Diagnostik

10 **Welches Rückenleiden haben Sie?**
11 Fehlbelastungen sind die häufigste Ursache
12 Wie erkennt man einen Bandscheibenschaden?
13 So können Sie Ihre Erfolge dokumentieren
13 Die Geschichte Ihrer Erkrankung
14 Sichtbefund
15 Körperliche Untersuchung
17 Spezielle physiotherapeutische Diagnostik

20 **Spezielle ärztliche Diagnostik**
20 Körperliche und neurologische Untersuchungen
21 Elektrophysiologische Untersuchung
22 Bildgebende Verfahren

23 **Differenzialdiagnosen – andere Wirbelsäulenerkrankungen**

29 Was tun bei Bandscheibenschäden?

30 **Aktiv üben**
30 Warum sind passive Verfahren noch so beliebt?
31 Was zeichnet eine wirksame Behandlung aus?

35 **Wie Sie Ihr Übungsprogramm aufbauen**
36 Grundsätzliches Vorgehen

38 **Wie verläuft die Genesung?**
38 1. Akute Phase
40 2. Übergangsphase
40 3. Stabilisierungsphase
42 4. Alltagsbelastung und Vorbeugung
43 Welche Medikamente sind sinnvoll?
43 Ist eine Operation nötig?

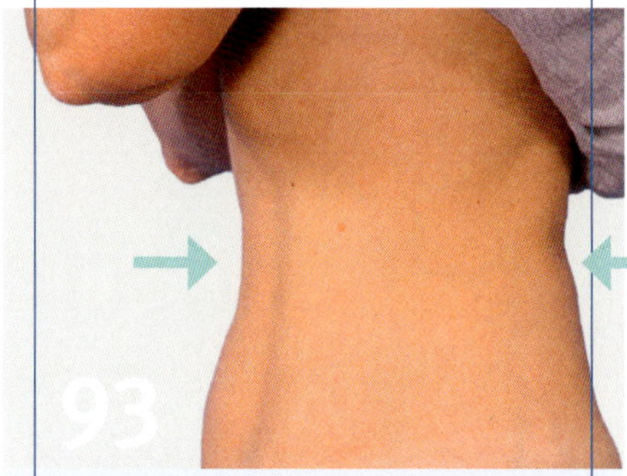

Die Stabilität der Wirbelsäule wird primär durch eine gute Koordination und weniger durch Kraft gewährleistet.

47 Lenden- und untere Brustwirbelsäule

48 **Kraft und Beweglichkeit testen**
48 Wie kräftig sind Ihre Beinmuskeln?
49 Wie beweglich ist das Nervensystem?
51 Wie beweglich ist Ihre Wirbelsäule?

53 **Test- und Therapiebewegungen der Wirbelsäule**
53 Die Wirbelsäule strecken
56 Die Wirbelsäule drehen
59 Die Wirbelsäule beugen

60 **Nervenmobilisierung**
60 Anheben des gestreckten Beines
62 Kniebeugung in Bauchlage

63 **Die Beinmuskeln kräftigen**

66 **Wenn eine Operation notwendig war**
66 Einfache Stemmübung in Rückenlage

71 Hals- und obere Brustwirbelsäule

72 **Kraft und Beweglichkeit testen**
72 Wie kräftig sind Ihre Armmuskeln?

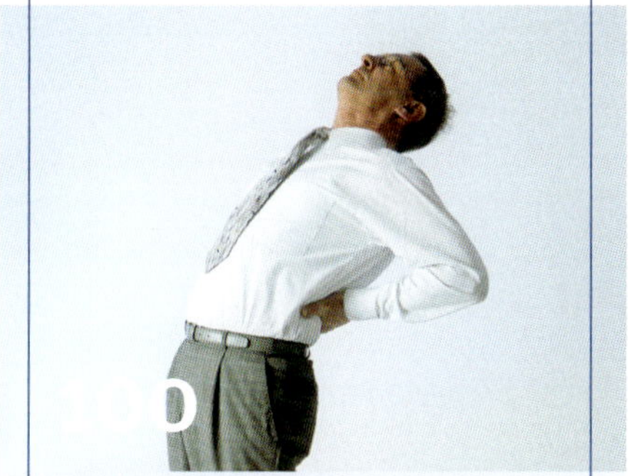

Die Streckung der Wirbelsäule ist eine wichtige Zielbewegung zur Linderung und Vorbeugung von Bandscheibenleiden

FEATURESEITEN

64 Übungsplan bei Rückenschmerzen
65 Übungsplan bei ausstrahlenden Schmerzen
68 Übungsplan nach einer Bandscheiben-Operation der LWS
82 Übungsplan bei Nackenschmerzen
85 Übungsplan nach einer Bandscheiben-Operation der HWS
126 Übungspläne verschiedener Länge für Belastbarkeit und Fitness
138 Dokumentationsbögen

73 Wie beweglich ist das Nervensystem?
74 Wie beweglich ist Ihre Wirbelsäule?
75 **Test- und Therapiebewegungen der Wirbelsäule**
76 Die Wirbelsäule strecken
77 Die Wirbelsäule drehen
78 Den Kopf zur Seite neigen
78 Die Wirbelsäule beugen
80 **Nervenmobilisierung**
81 **Die Armmuskeln kräftigen**
84 **Wenn eine Operation notwendig war**

87 So steigern Sie Ihre Fitness
88 **Was Sie beim Üben beachten sollten**
90 **Wie Sie richtig stehen, sitzen und liegen**
90 Aufrecht stehen
94 Wie Sie richtig sitzen
96 Wie Sie heben und tragen sollten
98 Liegen und schlafen
99 Gleichen Sie einseitige Belastungen aus
102 **Verbessern Sie Ihre Beweglichkeit**
103 Die Wirbelsäule strecken
105 Die Wirbelsäule drehen
106 Die Wirbelsäule beugen
108 Die Wirbelsäule zur Seite neigen
109 **Die Beweglichkeit des Nervensystems verbessern**
110 Untere Brustwirbelsäule, Lendenwirbelsäule und Beine
112 Obere Brustwirbelsäule, Halswirbelsäule und Arme
113 **Koordination und Kraft trainieren**
120 **Koordination und Gleichgewicht schulen**
123 **Die Ausdauer steigern**
123 Tipps für Ihr Lauftraining
125 **Welche Sportarten sind geeignet?**
129 **Anhang**
129 Häufig gestellte Fragen
130 Häufig benutzte Fachbegriffe und Fremdwörter
133 **Register**

Liebe Leserin, lieber Leser,

die Themen Rückenschmerz und Bandscheibenleiden werden in vielen Büchern, Gesundheitsbroschüren und Fernsehsendungen behandelt. Trotz der Fülle an Informationen über rückenschonendes Verhalten leiden die Menschen der zivilisierten Welt zunehmend unter Rücken- und Nackenschmerzen. Denn es werden einige nützliche, aber ebenso viele unnütze und sogar schädliche Verhaltenshinweise, Übungsvorschläge und Therapiemaßnahmen verbreitet und angewandt.

Dieses Buch zeigt Ihnen, welche Verhaltensregeln, Übungen und sportlichen Aktivitäten für Sie persönlich am besten sind. Anhand Ihrer Geschichte und des Verhaltens Ihrer Beschwerden bei bestimmten Belastungsmanövern der Wirbelsäule sowie Bewegungen der Arme oder Beine können Sie analysieren, welcher Mechanismus Ihren Beschwerden vermutlich zugrunde liegt und welche Strategie zur Behandlung und Vorbeugung für Sie erfolgreich ist. Anhand einfacher Kriterien können Sie Ihre Fortschritte erkennen. Sie erfahren, welche Beschwerden Sie selbst behandeln können und wann Sie einen Arzt und einen Physiotherapeuten aufsuchen sollten. Als gut informierte Patientin oder Patient sind Sie in der Lage, die Behandlungen, die von Ärzten oder Physiotherapeuten durchgeführt werden, mitzugestalten und eine Mitverantwortung für Ihre Genesung zu übernehmen.

Um herauszufinden, welchem Patient welche Behandlung am besten hilft, müssen unspezifische, also keinem eindeutigen Krankheitsbild zuordenbare Beschwerden näher untersucht werden. Als diagnostische Strategie werden hier spezielle Tests mit wiederholten endgradigen Bewegungen der Wirbelsäule genutzt, die der neuseeländische Physiotherapeut Robin McKenzie als Erster beschrieb. Außerdem geben bestimmte Bewegungen von Armen oder Beinen, sogenannte Nervendehnungstests, Aufschluss über die Beteiligung der Nervenbahnen. Die muskuläre Kontrolle von Haltung und Bewegung wird geprüft und hilft zur Diagnosefindung. Aus theoretischen Überlegungen zur Anatomie, Gewebeverletzung und Heilung sowie Kenntnissen typischer Beschwerden bei bestimmten Erkrankungen wurde eine Hypothese über die Ursachen einiger Rückenschmerzsyndrome entwickelt.

So kann beispielsweise ein Bandscheibenschaden aufgrund klinischer Zeichen vermutet werden, auch wenn bildgebende Verfahren keinen Bandscheibenvorfall zeigen. Nahezu die Hälfte aller sogenannten unspezifischen, also unklaren Rückenschmerzen, wird von Bandscheibenschäden ausgelöst.

Die Vermutung über die Ursache der Beschwerden führt dann zu einer speziellen Therapie. Bei Patienten mit einem bildgebend (radiologisch) nachgewiesenen

Bandscheibenvorfall lässt sich mithilfe der Tests prüfen, ob die momentanen Beschwerden von diesem Bandscheibenvorfall ausgelöst werden. Innerhalb von 5 Tagen mit konsequentem Üben lässt sich außerdem gut beurteilen, ob die Beschwerden auf die hier vorgeschlagene Therapie ansprechen oder ob andere Maßnahmen empfehlenswert sind.

An der Neurologischen Universitätsklinik Tübingen haben wir viele Jahre lang zum Thema Bandscheibenvorfall der Lendenwirbelsäule geforscht. Die Diagnostik und Therapie nach dem hier vorgestellten Konzept wird durch die Veränderung der Symptome geleitet und der Erfolg wird mithilfe festgelegter Zielpunkte geprüft. Als Maßnahmen werden vom Patienten selbstständig durchgeführte Bewegungen der Wirbelsäule genutzt. Nach der akuten Phase werden zusätzlich Bewegungen der Arme oder Beine geübt, um die Beweglichkeit des Nervensystems zu erhalten. Zur Kontrolle von Bewegung und Haltung wird die gezielte Aktivierung der die Wirbelsäule stabilisierenden tiefen Muskulatur ergänzt. Dauerhafte Beschwerdefreiheit kann durch kleine alltägliche Maßnahmen erreicht werden. Man sollte sie eher als Verhaltensänderung sehen, nicht als Übungen. Wir zeigen in diesem Buch zusätzlich ein Kräftigungsprogramm, Koordinationsübungen und Kreislauftraining zur Steigerung von Belastbarkeit und Wohlbefinden.

Das Dreigespann der Physiotherapie „Fango, Massage, Schlingentisch“ wird hier ebenso kritisch betrachtet wie die „Stufenlagerung“ und das „Einrenken“. Lassen Sie sich auf eine neue Betrachtung der alten Vorgehensweisen ein und prüfen Sie, ob Sie unsere theoretischen Überlegungen und Erfahrungen selbst nachvollziehen können.

> WICHTIG
>
> **Das Konzept**
>
> Das hier vorgestellte Konzept beinhaltet Diagnostik und Therapie von Wirbelsäulenleiden nach aktuellen wissenschaftlichen Erkenntnissen. Es begleitet die Patienten von der Phase akuter Beschwerden bis hin zu normaler Belastbarkeit und Beschwerdefreiheit. Diagnostische und therapeutische Maßnahmen: Bewegungen der Wirbelsäule, Bewegungen der Nervenbahnen, Stabilisierung der Wirbelsäule.

Nach einer kurzen Einführung in die Grundlagen der Schädigung und Heilung von Bandscheiben und Nerven und zu möglichen Beschwerdeursachen folgt eine ausführliche Übungsanleitung. Am Ende finden Sie einen Abschnitt zur Wiederherstellung normaler Belastbarkeit und zur Vorbeugung von Wirbelsäulenleiden. Alle Übungen sind einfach und können selbstständig und ohne Anschaffung von Geräten durchgeführt werden.

Freude an Bewegung und Belastung und die Überzeugung, dass Sie durch eigenes Handeln einen positiven Verlauf der Erkrankung herbeiführen können, will dieses Buch Ihnen vermitteln.

Doris Brötz und Michael Weller

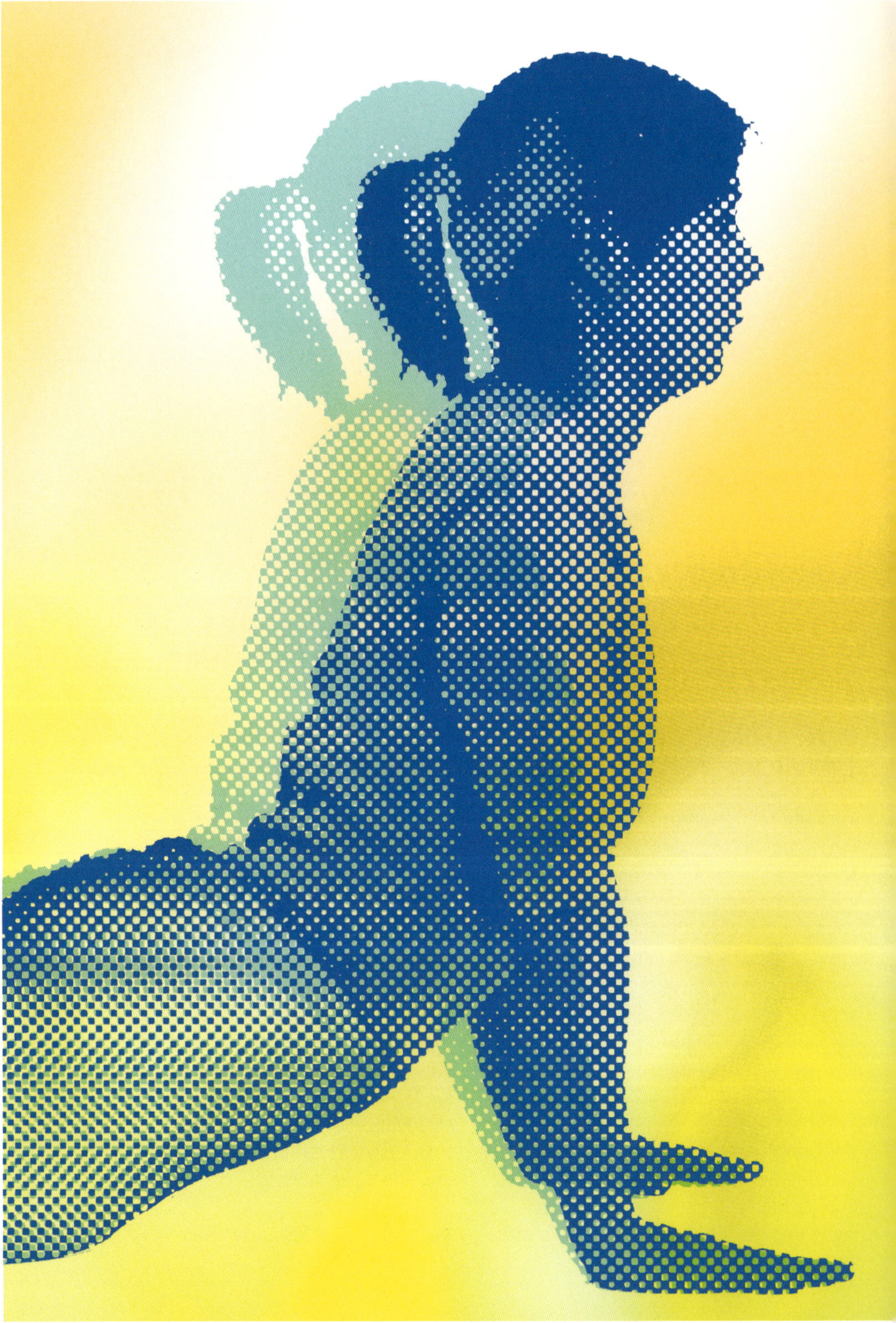

Diagnostik

Die sorgfältige Diagnostik ist Voraussetzung für eine gezielte Therapie. Das folgende Kapitel soll Ihnen helfen, den mechanischen Hintergrund Ihres Wirbelsäulenleidens zu verstehen und gezielt die passenden Übungen zur Therapie auszuwählen.

Welches Rückenleiden haben Sie?

Ziel der Diagnostik ist die Zuordnung der Beschwerden und Krankheitszeichen eines Patienten zu einer bestimmten Erkrankung. Wenn das krankhafte Geschehen erkannt ist, kann man gezielt behandeln. Die meisten Rücken- und Nackenschmerzen haben mechanische Ursachen, sind harmlos und gut zu behandeln.

Bösartige Erkrankungen. Der Ausschluss bösartiger Erkrankungen ist ein wichtiger Bestandteil der Diagnostik. Erkrankungen wie Tumoren oder Infektionen im Bereich der Wirbelsäule oder der Bauchorgane äußern sich meist nicht ausschließlich in Form von Rückenschmerzen, sondern sind mit allgemeinem Unwohlsein, ungewolltem Gewichtsverlust und anderen Krankheitszeichen verbunden. Bei einer solchen Kombination von Symptomen sollten Sie unbedingt einen Arzt aufsuchen!

Unfall. Nach einem Unfall oder einem Sturz aufgetretene Rücken- und Nackenschmerzen sollten ebenfalls von einem Arzt untersucht werden, um einen Knochenbruch oder eine Bänderverletzung auszuschließen.

Seelische Beeinflussung. Psychische und soziale Ursachen von Rücken- und Nackenschmerzen werden intensiv diskutiert und häufig als letzte Erklärung angenommen, wenn die Beschwerden trotz zahlreicher Behandlungsversuche nicht verschwinden. Die Bewältigung von Konflikten in der Partnerschaft und im Arbeitsumfeld ist eine Anforderung des normalen Lebens. Es ist nicht die Regel, dass Krisensituationen zu körperlichen Beschwerden führen. Psychische Belastungen haben jedoch häufig eine Vernachlässigung des Körpers mit einem Mangel an Entspannung und Bewegung zur Folge. Dadurch können mechanische Beschwerden ausgelöst oder begünstigt werden, die mechanisch behandelt werden sollten. Wenn Sie sich aber sehr niedergeschlagen, hoffnungslos und antriebsschwach fühlen, wenn Sie von Ängsten gequält werden und sich von Kontakten zu anderen Menschen zurückziehen, sollten Sie einen Arzt aufsuchen.

Arthrotische Veränderungen oder Bandscheibenschäden. Im Bereich der Wirbelsäule liegen die Strukturen des Halteapparates wie z. B. Gelenke, Bandscheiben und Muskeln in enger Nachbarschaft zu den Nerven. Bei Veränderungen beispielsweise durch arthrotische Knochenanlagerungen oder Bandscheibenverlagerungen kann es zu Druckschäden und Entzündungen der Nervenwurzeln oder des Rückenmarks kommen. Ausstrahlende Schmerzen und Gefühlsstörungen in Armen, Beinen oder dem Brustkorb sowie Muskelschwächen können die Folge sein. Die einzelnen Nervenwurzeln leiten Gefühlsinformationen aus bestimmten Hautarealen (Dermatome) und Impulse zur Aktivierung bestimmter Muskeln (Kennmuskeln).

Aus der Lage einer Gefühlsstörung und der Schwäche eines bestimmten Muskels kann man also auf die Schädigung einer bestimmten Nervenwurzel schließen. Solche Wurzelsyndrome sind typisch für einen Bandscheibenvorfall. Bei einer Schädigung der Nerven, die die Blase und den Darm versorgen, kann es zur Beeinträchtigung des Wasserlassens und der Darmentleerung kommen. Wenn Sie derartige Symptome bemerken, sollten Sie einen Arzt aufsuchen.

WICHTIG

Krankheitszeichen, bei denen Sie einen Arzt aufsuchen sollten

- Allgemeines Unwohlsein, ungewollter Gewichtsverlust und andere Krankheitszeichen.
- Unfall oder Sturz.
- Gefühl der Niedergeschlagenheit, Hoffnungslosigkeit und Antriebsschwäche, Angst.
- In Arme, Beine oder Brustkorb ausstrahlende Schmerzen, Gefühlsstörungen oder Muskelschwäche.
- Störungen beim Wasserlassen oder bei der Darmentleerung.

Fehlbelastungen sind die häufigste Ursache

Mechanische Fehlbelastungen sind die häufigste Ursache von Wirbelsäulenleiden. Unter den mechanischen Ursachen sind wiederum Bandscheibenschäden die häufigsten Auslöser für Beschwerden.

Wie entsteht ein Bandscheibenschaden?

Wenn man sich bewegt, bewegen sich die Bandscheiben passiv mit. Bewegt man sich wiederholt einseitig oder hält sich über längere Zeit in einer Position, so weicht der Gallertkern dem einseitigen Druck aus und wandert in die Gegenrichtung. Bei gebeugten Tätigkeiten wie Sitzen, Heben oder Gartenarbeit entsteht vorne anhaltender Druck auf die Bandscheiben. Die Gallertmasse weicht nach hinten aus und drückt auf den empfindlichen Faserring. Gleichzeitig wird der Faserring hinten gedehnt. Es entstehen Rückenschmerzen. Bei wiederholter Fehlbelastung können die Faserringe Risse bekommen. Beugt man sich weiter, wandert der Gallertkern eventuell so stark nach hinten, dass er bei Aufrichtung zwischen den Hinterkanten der Wirbelkörper eingeklemmt wird. Es entsteht eine Streckhemmung.

Man fühlt sich in eine gebeugte Körperhaltung gezwungen, die man wegen Schmerzen beim Aufrichten nicht aufgibt.

WISSEN

Der Hamburgereffekt

Jeder kennt folgende Situation: Man möchte in einen Hamburger beißen. Um ihn in eine mundgerechte Dicke zu bringen, drückt man ihn auf einer Seite zusammen. Das Fleischstück mit Tomatensoße und Salat wird auf der anderen Seite herausgepresst. So etwa kann man sich die Mechanik eines Bandscheibenvorfalles vorstellen.

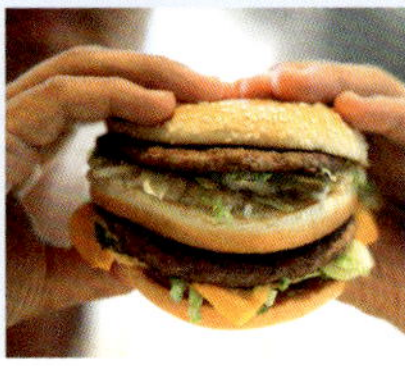

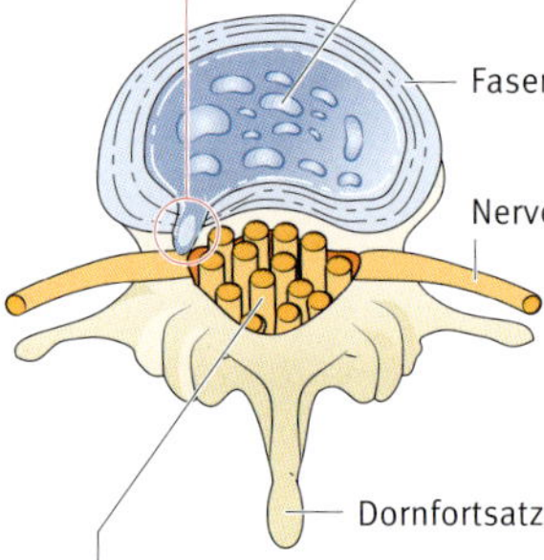

▲ Wirbel mit Bandscheibe und Nerven

Durch die anhaltende Beugung kann der Gallertkern auch so weit nach hinten verschoben werden, dass der Faserring schließlich reißt. Die gallertartige Masse der Bandscheibe tritt teilweise durch diesen Riss aus, und es kommt zum Bandscheibenvorfall, je nach Ort und Größe ohne oder mit Druck auf eine benachbarte Nervenwurzel (siehe Abbildung).

Wie erkennt man einen Bandscheibenschaden?

Eine eindeutige Zuordnung von Beschwerden zu Verlagerung oder Verletzung von Bandscheibengewebe ist häufig nicht möglich. Bildgebende Verfahren sind geeignet, ausgeprägtere Veränderungen von Knochen, Gelenken und Weichteilen darzustellen. Es ist aber nicht möglich, den Schmerz selbst örtlich nachzuweisen oder mit bildgebenden Verfahren zu beweisen, dass Schmerz an einer bestimmten Stelle des Körpers ausgelöst wird. Aus dem Ausmaß der bildgebend dargestellten Veränderungen kann auch nicht auf die Ausprägung von Beschwerden geschlossen werden.

Deshalb stellt man die Diagnose zunächst aufgrund von Hinweisen aus der Geschichte der Erkrankung (Anamnese), dem Sichtbefund und den Ergebnissen der körperlichen Untersuchung. Wie bei einem Indizienprozess sucht man die plausibelste Erklärung für die Beschwerden. Wenn die daraus resultierende Behandlung erfolgreich ist, spricht dies für die Richtigkeit der ursprünglichen Hypothese zur Entstehung der Beschwerden. Nur wenn einschneidende Behandlungsvorschläge wie z. B. zu einer Operation oder dem Einsatz einer Schmerzmittelpumpe gemacht werden oder wenn die Therapie nicht erfolgreich war, sind zusätzliche, teilweise in den Körper eingreifende diagnostische Verfahren notwendig.

Im Folgenden werden die Diagnostik und ihre Ergebnisse am Beispiel von Bandscheibenschäden dargestellt. Spezielle Bewegungsanweisungen mit Abbildungen und Krafttests finden Sie in den jeweiligen Kapiteln zu den einzelnen Wirbelsäulenabschnitten. In die beiden Bogen zur Dokumentation von Beschwerden, Zeichen und Funktionseinschränkungen (siehe Anhang) können Sie Ihre persönlichen Daten eintragen. Sie dienen der sorgfältigen Prüfung der Frage, ob Störungen vorliegen, die eine ärztliche Untersuchung dringend erfordern. Außerdem können Sie selbst eine Hypothese über die Beschwerdeursachen aufstellen und den Verlauf der Genesung prüfen. Am Ende dieses Kapitels finden Sie eine kurze Auflistung von Untersuchungsergebnissen, die auf eine andere Störung (Differenzialdiagnose) hinweisen, und stichpunktartige Erklärungen zu deren Physiotherapie.

So können Sie Ihre Erfolge dokumentieren

Im Anhang finden Sie Dokumentationsbögen, die Sie kopieren und vor Beginn des Übungsprogramms, nach 5 Tagen und, falls Sie dann noch Beschwerden haben, einmal pro Woche ausfüllen sollten. So können Sie den Verlauf der Genesung verfolgen. Für die Messungen der Muskelkraft (Kennmuskeln) und der Nervendehnungszeichen brauchen Sie eventuell die Hilfe eines Therapeuten. Bitten Sie ihn, die Werte hier einzutragen.

Subjektiv sollten Sie eine Behinderung anhand von Einschränkungen in Handlungen des täglichen Lebens einschätzen. Dabei ist in erster Linie interessant, welchen Aktivitäten Sie nachgehen können, und erst in zweiter Linie, ob Sie dabei Schmerzen entwickeln.

Die Geschichte Ihrer Erkrankung

Lebensalter. Bandscheibenvorfälle treten am häufigsten im mittleren Lebensalter, d.h. um 40 Jahre auf. Die meisten Patienten können sich an wiederholte Episoden von Rückenschmerzen seit dem jungen Erwachsenenalter erinnern. Im Alter verlieren die Bandscheiben an Wasser und Beweglichkeit, sodass alte Menschen seltener einen Bandscheibenvorfall entwickeln. Bandscheibenschädigungen und damit verbundene Leiden finden sich demnach am häufigsten zwischen dem 20. und 65. Lebensjahr.

Plötzliches Auftreten. Bandscheibenleiden treten oft plötzlich auf. Leichte Beschwerden im Bereich der Wirbelsäule werden durch eine kleine Bewegung, wie z. B. Schuhe binden, schlagartig zu starken Schmerzen verstärkt. Man fühlt sich wie von der „Hexe angeschossen".

Auslöser. Manchmal bestehen auch im Vorfeld keine Beschwerden. Dann sind langes Autofahren, schweres Heben, Gartenarbeiten, langes Sitzen und morgendliches Aufstehen mit gebeugter Wirbelsäule typische auslösende Faktoren für den plötzlichen starken Schmerz.

Eingeschränkte Beweglichkeit. Als Betroffener fühlt man sich in eine gebeugte Körperhaltung gezwungen. Die Beweglichkeit der Wirbelsäule ist eingeschränkt. Die Beschwerden ändern sich bei Bewegung. Beugung, Sitzen und längere Ruhe verschlimmern das Leiden. Die Schmerzen sind nachts und morgens meist deutlicher ausgeprägt als tagsüber. Beim Husten, Niesen und Pressen nehmen die Schmerzen zu.

Charakteristische Schmerzen. Die Schmerzen werden charakteristisch im Bereich der Wirbelsäule mit oder ohne streifenförmige ausstrahlende Schmerzen in einen Arm, ein Bein oder eine Seite des Brustkorbs empfunden. Bei Bandscheibenvorfällen kann der Rückenschmerz fehlen, und es werden nur streifenförmige ausstrahlende Schmerzen wahrgenommen.

Gefühlsstörungen. Diese verlaufen ebenfalls streifenförmig in einem Arm, einem Bein oder einer Seite des Brustkorbs. Die Gefühlsstörungen werden typischerweise in den Körperzonen am stärksten wahrgenommen, die von der Wirbelsäule am weitesten entfernt sind. Schwächen können bei einzelnen Muskelaktivitäten auftreten, z. B. beim Kämmen oder Treppensteigen.

Sichtbefund

Abweichungen der Körperhaltung und -bewegung vom Gewohnten sind von außen sichtbar. Stehen oder laufen Sie anders als sonst? Eventuell sollten Sie einen Betrachter oder einen Spiegel zu Hilfe nehmen, um diese Gesichtspunkte zu beurteilen.

Gebeugte Haltung. Eine meist plötzlich einsetzende Veränderung der Körperhaltung, aus der man sich nur mit Mühe oder gar nicht befreien kann, ist ein typisches Zeichen eines Bandscheibenleidens. Dabei ist der Oberkörper oft nach vorne gebeugt bzw. der Kopf nach vorne verschoben.

Seitliche Verschiebung. Auch eine seitliche Verschiebung einzelner Körperabschnitte kann beobachtet werden. Bei Störungen im Bereich der Halswirbelsäule kann der Kopf gegenüber dem Schultergürtel, bei Beschwerden der Lendenwirbelsäule der Schultergürtel in Bezug zum Beckengürtel seitlich verschoben sein.

Hinken. Bandscheibenleiden der Lendenwirbelsäule können zum Hinken führen. Dabei wird entweder ein Bein nur sehr kurze Zeit belastet, das Bein der nicht betroffenen Seite wird schnell zum nächsten Schritt nach vorne geführt, oder der Schritt mit dem Bein der betroffenen Seite ist in seiner Schrittlänge verkürzt. Auch kann beim Gehen eine Beckenseite absinken bzw. das Gesäß zur Standbeinseite hin abweichen (Model-Gang).

Schonung eines Armes. Bandscheibenleiden der Halswirbelsäule können zu einer Schonhaltung eines Armes führen. Wegen einer Schmerzzunahme bei hängendem Arm wird der Unterarm gebeugt und mit der Hand des anderen Armes unterstützt. Dies reduziert vermutlich den Zug durch die Schwerkraft an den Nervenstrukturen.

Körperliche Untersuchung

Eine körperliche Untersuchung kann man nur begrenzt selbst durchführen. Wenn Sie die Hilfe eines Arztes oder eines Physiotherapeuten in Anspruch nehmen, wird dieser eine sorgfältige Untersuchung vornehmen. Im Folgenden werden die wichtigsten Kontrollgesichtspunkte, die beim Verdacht auf Bandscheibenleiden untersucht werden müssen, erklärt.

Beweglichkeit der Wirbelsäule

Bewegungen von Gelenken sind normalerweise schmerzfrei. Das Bewegungsende wird durch einen elastischen Widerstand markiert. Das Bewegungsausmaß in Drehung und Seitneigung ist normalerweise zu beiden Seiten gleich. Die Beweglichkeit der Wirbelsäule ist individuell unterschiedlich. Meistens kann man selbst beurteilen, ob die persönliche Beweglichkeit im Zusammenhang mit einem plötzlich aufgetretenen Schmerz beeinträchtigt ist. Entscheidend für die Diagnostik und die Therapie in der akuten Phase ist die Beobachtung, ob eine Bewegungseinschränkung besteht und ob sich die Beweglichkeit während der Übungen und im Zusammenhang mit dem Schmerz ändert.

WICHTIG

So prüfen Sie die Beweglichkeit

- Führen Sie die einzelnen Bewegungen des betroffenen Wirbelsäulenabschnitts einmal aus.
- Bewegen Sie so weit wie möglich.
- Stoppen Sie die Bewegung sofort, wenn dadurch vorhandener Schmerz weiter ausstrahlt oder neuer ausstrahlender Schmerz ausgelöst wird.

Gefühlswahrnehmung

Eine Gefühlsstörung kann man entweder spontan oder erst bei Berührung wahrnehmen. Man prüft das Gefühl dadurch, dass man mit den Händen über einzelne Körperabschnitte streicht und die Gefühlswahrnehmung vergleicht – rechts mit links, Oberarm mit Unterarm usw. Wenn das Gefühl in einem bestimmten Bereich gestört ist, dann sollten Sie die Ausprägung der Störung beurteilen. Es sollte zwischen der Wahrnehmung der Berührung und der Empfindung von Schmerz und Temperatur hier unterschieden werden.

Es lassen sich folgende Schweregrade aufsteigend einteilen:

- leicht reduziertes Gefühl – wird nur bei Berührung und im direkten Vergleich mit nicht gestörten Körperabschnitten wahrgenommen
- pelzig – fühlt sich an, wie in Watte gepackt, man spürt Berührung
- taub – man spürt Berührung nicht

Neben einem verminderten Berührungsempfinden kann auch ein „Mehr an Gefühl" auftreten. Der Beginn und auch die Rückbildung einer Gefühlsstörung sind häufig mit einem kribbeligen Gefühl verbunden – als liefen Ameisen über die Haut. Gelegentlich werden spontan oder bei Berührung unangenehme Missempfindungen oder sogar Schmerz berichtet.

Kraft – sind bestimmte Muskeln geschwächt?

Die grobe Kraft lässt sich in Form einfacher alltäglicher Funktionen prüfen. Die Tests werden jeweils im Seitenvergleich und mit 5 Wiederholungen durchgeführt. Ein Seitenunterschied kann auf eine Muskelschwäche hinweisen. Eine korrekte Beurteilung der Kraft ist nur dadurch möglich, dass ein Untersucher den jeweils zu testenden Bewegungen mit den Händen Widerstand entgegensetzt. Die Selbsteinschätzung der Muskelkraft ist nur eingeschränkt möglich. Die Muskelaktivität wird in 5 Kraftgrade eingeteilt (siehe S. 17).

Die Kraft kann nur beurteilt werden, wenn die jeweilige Aktivität keinen Schmerz verursacht. Schmerz führt zu einer vorübergehenden reflektorischen Hemmung der Muskulatur. Diese Schmerzhemmung darf nicht mit einer Lähmung durch Nervenschädigung verwechselt werden. Typisch für eine Nervenwurzelschädigung durch einen Bandscheibenvorfall ist eine Schwäche bestimmter Muskelgruppen in einer Extremität.

Beweglichkeit des Nervensystems

Bei allen Bewegungen des Körpers müssen sich die Nerven mitbewegen. Wird eine Nervenwurzel durch einen Bandscheibenvorfall gedrückt oder chemisch gereizt, entsteht eine schmerzhafte Bewegungseinschränkung des Nervensystems. Solche Nervendehnungsschmerzen lassen sich durch bestimmte Bewegungen der Extre-

Einteilung der Muskelkraft

Kraftgrad		Definition
5	normale Kraft	5-mal volles Bewegungsausmaß gegen kräftigen Widerstand auf dem Weg und am Ende
4	leicht reduzierte Kraft	volles Bewegungsausmaß gegen mäßigen Widerstand auf dem Weg und am Ende
3	deutlich reduzierte Kraft	volles Bewegungsausmaß gegen die Schwerkraft
2	erheblich reduzierte Kraft	volles Bewegungsausmaß ohne Schwerkraft
1	nahezu vollkommene Lähmung	sichtbare oder spürbare Muskelspannung ohne Bewegungseffekt
0	vollkommene Lähmung	keine sichtbare oder spürbare Muskelspannung

mitäten auslösen, bei denen jeweils einzelne Nervenwurzeln unter Spannung geraten. Dabei nehmen Sie die Ihnen bekannten ziehenden Schmerzen, Brennen, Stechen oder Elektrisieren in Streifen entlang des Verlaufs und Versorgungsgebietes der Nervenäste, im Rücken oder im Nacken wahr. Manchmal tritt eine vorübergehende Gefühlsstörung auf. Schmerzen auf der betroffenen Seite durch Bewegungen der nicht betroffenen Seite (gekreuzter Schmerz) sprechen für einen Bandscheibenvorfall – und erfordern die Untersuchung durch einen Neurologen. Während der Untersuchung sollten Sie sich bemühen, die Muskulatur zu entspannen. Dieselben Bewegungskomponenten können auch selbst durchgeführt werden.

Spezielle physiotherapeutische Diagnostik

Bei bestimmten Wirbelsäulenerkrankungen verändern sich die Beschwerden bei Bewegungen der Wirbelsäule auf charakteristische Weise. Dabei sind sowohl Veränderungen des Schmerzbereichs als auch der Schmerzstärke von Interesse. Der Stärke des Schmerzes wird ein Zahlenwert zugeteilt, 0 bedeutet „kein Schmerz" und 10 „größter vorstellbarer Schmerz" wie z. B. bei einer Verbrennung in offenem Feuer. Vor, während und nach jeder Bewegungsserie werden der Schmerzbereich und die Schmerzintensität beobachtet. Um eine gute Aussagekraft durch die Tests zu erreichen, müssen die Bewegungen wiederholt (5–10-mal) und bis zur Bewegungsgrenze durchgeführt werden.

Mithilfe weniger Testbewegungen soll eine möglichst sichere Diagnose gestellt werden. Gleichzeitig wird angestrebt, eine Bewegung zu finden, die Sie selbst üben können, um eine Verbesserung Ihrer Symptome herbeizuführen. Die Verstärkung der Beschwerden soll vermieden werden. Sobald eine Testbewegung den erwünschten Effekt der Rückbildung ausstrahlender Schmerzen oder der Linderung zentraler Schmerzen erreicht (siehe Abbildung Seite 19), wird auf weitere Tests verzichtet. Beim Verdacht auf ein Bandscheibenleiden wird zunächst die Streckung der Wirbelsäule getestet, da diese Bewegung die Symptome bei einem Bandscheibenleiden am ehesten vermindert.

Wie verändert sich der Schmerz beim Bewegen der Wirbelsäule?

Eine schnelle Veränderung des Schmerzes während der wiederholten endgradigen – also bis zum Bewegungsende ausgeführten – Bewegungen der Wirbelsäule und das Anhalten dieser Veränderungen, wenn man in die Ausgangsposition zurückkehrt, sind typisch für Bandscheibenschädigungen. Im günstigen Fall wird zentral im Bereich der Wirbelsäule empfundener Schmerz geringer, bei ausstrahlenden Schmerzen bildet sich der am weitesten von der Wirbelsäule entfernte Schmerzbereich zurück (Zentralisierung). In der Regel wird die Beweglichkeit der Wirbelsäule gleichzeitig besser.

Im ungünstigen Fall wird im Bereich der Wirbelsäule empfundener Schmerz stärker, ausstrahlende Schmerzen treten neu auf, oder die Ausstrahlung reicht weiter weg von der Wirbelsäule bis in die Finger oder Zehen (Peripheralisierung, siehe Abbildung Seite 19). In der Regel wird die Beweglichkeit der Wirbelsäule gleichzeitig schlechter. Bei einem solchen Schmerzverhalten sollte die jeweilige Bewegung unterlassen werden.

Gefühlsstörungen verhalten sich im Gegensatz dazu genau umgekehrt, sie ziehen sich bei der Genesung in Richtung Peripherie, also zu den Fingern oder Zehen zurück.

Die Verlagerung des Schmerzbereiches zur Wirbelsäule hin oder von der Wirbelsäule weg in Abhängigkeit von Bewegung spricht für eine Bandscheibenschädigung. Dabei lässt Zentralisierung auf durch Übungen reduzierbare Probleme schließen. Wenn der Schmerz bei allen Bewegungen der Wirbelsäule zunimmt und weiter ausstrahlt, sollte ein Arzt Ursachen und Behandlungsmöglichkeiten der Beschwerden untersuchen und ggf. physiotherapeutische Hilfe in Anspruch genommen werden.

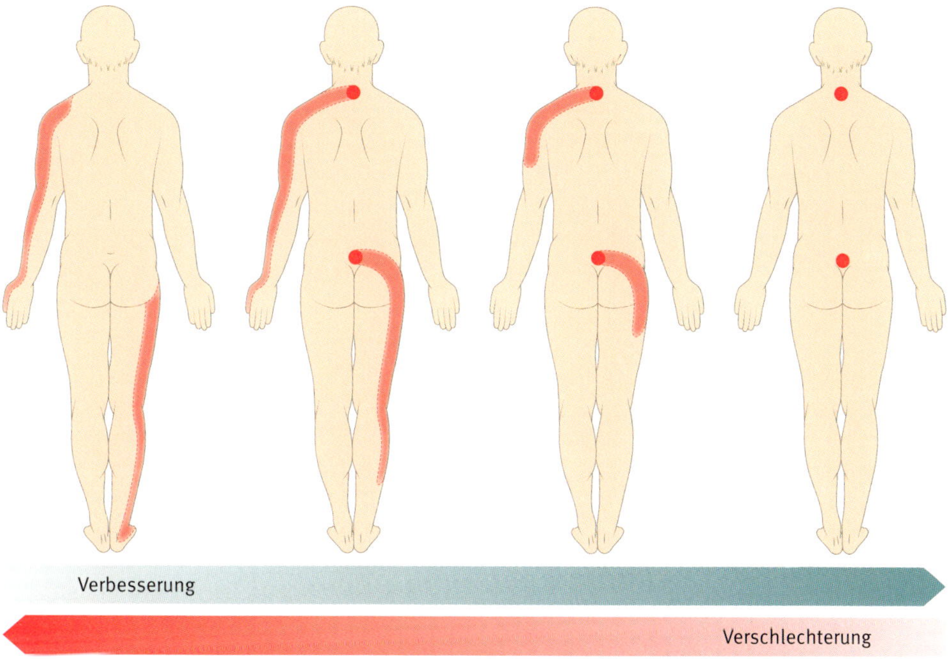

▲ Veränderung der Schmerzausstrahlung (gestrichelt) bei Besserung und Verschlechterung

WICHTIG

So führen Sie einen Bewegungstest durch

- Registrieren Sie die Schmerzstärke und den Bereich, in dem Sie Schmerz wahrnehmen vor – während – nach den Bewegungen.
- Die Testbewegungen sollen für die Wirbelsäule passiv sein. Lassen Sie die Nacken-, Rücken-, Bauch- und Hüftmuskulatur locker.
- Bewegen Sie so weit wie möglich.
- Beobachten Sie, wie sich die Stärke und der Bereich des Schmerzes verändern.
- Wiederholen Sie die jeweilige Testbewegung 5–10-mal.
- Stoppen Sie die Bewegung, wenn der Schmerz weiter ausstrahlt als zuvor oder Gefühlsstörungen in Fuß oder Hand auftreten.

Spezielle ärztliche Diagnostik

Alle Patienten mit Schmerzen im Bereich der Wirbelsäule sollten beim ersten Arztkontakt zumindest einmal umfassend allgemein-körperlich und neurologisch untersucht werden. Der Arzt prüft dabei eventuell Ihre Sprach- und Merkfähigkeiten, um andere Erkrankungen auszuschließen.

Körperliche und neurologische Untersuchungen

Die allgemein-körperliche Untersuchung dient dem Ausschluss ernsterer ursächlicher Grunderkrankungen, insbesondere chronischer Infektionen und Tumorerkrankungen. Die neurologische Untersuchung kann dazu führen, dass Ihre Beschwerden mit speziellen, objektivierbaren neurologischen Funktionsstörungen in Verbindung gebracht werden können. Zudem können zusätzliche neurologische Ausfallerscheinungen erfasst werden, die Ihnen bisher nicht bewusst geworden sind.

Sprache und Gedächtnis. Die neurologische Untersuchung umfasst die Prüfung höherer geistiger Funktionen wie Sprache und Gedächtnis sowie der Hirnnerven. Im Zusammenhang mit Bandscheibenleiden oder anderen Erkrankungen der Wirbelsäule werden hier keine Auffälligkeiten erwartet.

Stand und Gang. Der Arzt schaut sich an, wie Sie stehen und gehen. Die Befunde geben Aufschluss über den Grad der Schmerzsymptomatik und eventuell unbewusst eingenommene Schonhaltungen. Zusätzlich bittet der Arzt Sie eventuell, unter erschwerten Bedingungen zu gehen und zu stehen, z. B. auf den Zehenspitzen oder auf den Fersen. Bei der Prüfung von Zehen- und Fersengang lässt sich u. a. erfassen, ob Lähmungen der von den Nervenwurzeln L5 und S1 versorgten Muskulatur vorliegen. Diese beiden Nervenwurzeln sind am häufigsten von Bandscheibenvorfällen betroffen.

Finger-Boden-Test. Um Ihre Beweglichkeit zu bestimmen, bittet der Arzt Sie, sich im Stand mit dem Oberkörper so weit wie möglich nach unten zu beugen und mit den gestreckten Fingern den Boden zu berühren. Bei den meisten Gesunden ist der Finger-Boden-Abstand kleiner als 20 Zentimeter.

Die Tests, die zu einer Dehnung im Nervensystem führten (siehe in den jeweiligen Kapiteln zu den einzelnen Wirbelsäulenabschnitten), sollten keinen Schmerz im Bereich der Wirbelsäule oder der Extremitäten auslösen.

Ergänzend testet der Arzt eventuell auch die schmerzfreie Beweglichkeit im Hüftgelenk, weil bei ausstrahlenden Schmerzen im Bereich von Hüfte und Beinen auch ein Hüftschaden oder eine Irritation des Becken-Kreuzbein-Gelenks (Iliosakralgelenks) ursächlich sein können. Besondere Bedeutung für die Untersuchung von Patienten mit Verdacht auf Bandscheibenleiden besitzt die Prüfung der groben Kraft in den Kennmuskeln der Lenden- und Halswirbelsäule (siehe Seiten 48 und 72).

Bei der Testung der Sensibilität prüft der Arzt Berührung, Schmerz (und Temperatur), Lagesinn und Vibrationsempfinden (Pallästhesie). Aus dem Muster eventueller Sensibilitätsstörungen kann er auf den Ort der Schädigung im Nervensystem und oft auch auf die zugrunde liegende Erkrankung schließen.

Der Arzt fragt Sie auch, ob bei Ihnen Störungen der Blasen-, Mastdarm- und Sexualfunktion bestehen.

Elektrophysiologische Untersuchung

Die elektrophysiologische Zusatzdiagnostik beruht auf der Messung der elektrischen Aktivität von Nerven und Muskeln. Durch den Vergleich mit Normalwerten, die bei gesunden Personen gemessen wurden, erlauben diese Tests eine Aussage darüber, ob Schädigungen der Nervenstrukturen eingetreten sind oder ob Störungen der Nervenleitung und Signalübertragung von Nerv zu Muskel vorliegen.

Elektromyographie. Bei der Elektromyographie (EMG) wird eine Nadel in den Muskel eingeführt, um die elektrische Aktivität in Ruhe und bei Anspannung zu beurteilen. Der gesunde Muskel ist bei Entspannung elektrisch ruhig. Wenn motorische Nerven oder Nervenwurzeln geschädigt sind, lässt sich jedoch spontane elektrische Aktivität erfassen, die als Denervierungsaktivität bezeichnet wird. Zum Nachweis einer frischen Störung ist dieser Test ungeeignet, weil es etwa 10 Tage dauert, bis es zu einem so kompletten Untergang einzelner geschädigter Nervenfasern kommt, dass dieses krankhafte Muster in der Elektromyographie nachweisbar wird. Das EMG dient auch dem Ausschluss anderer Muskelerkrankungen, die mit einem Verlust an Muskelkraft einhergehen.

Elektroneurographie. Bei der Elektroneurographie werden die Leitgeschwindigkeit der Nerven und die Höhe (Amplitude) der Nervenaktionspotenziale bei elektrischer Stimulation der Nerven untersucht. Die Geschwindigkeit der Nervenleitung hängt in erster Linie davon ab, dass die Hüllstrukturen der Nerven, die Myelinscheiden, intakt sind. Die Höhe der Potenziale hängt von der Zahl der Nervenfasern ab, d.h., die Amplitude sinkt, wenn Nervenfasern zugrunde gehen. Bei einer akuten Druckschädigung der Nervenwurzel z.B. durch einen Bandscheibenvorfall sind Nervenleitgeschwindigkeit und Amplitude der

Nerven, die diese Wurzel mitversorgt, zunächst unverändert, weil die Stimulation und Messung in der Peripherie, jenseits der Wurzel, an den Armen oder Beinen erfolgen. Nur wenn es bei einer chronischen Wurzelkompression zum Verlust von Nervenfasern kommt, fällt die Amplitude ab. Aufgrund der anatomischen Gegebenheiten ist meist die motorische Amplitude und erst bei schwererer Schädigung auch die sensible Amplitude betroffen.

Ableitung sensibler evozierter Potenziale. Die Untersuchung sensibler evozierter Potenziale (SEP) erfolgt durch periphere Stimulation über den Nervus tibialis im Bereich des Unterschenkels und über den Nervus ulnaris oder Nervus medianus im Bereich des Unterarms. Durch Verfolgung der Impulsausbreitung über das Rückenmark bis zur Hirnrinde kann eine Leitungsverzögerung der sensiblen Bahnen besser lokalisiert werden.

Bildgebende Verfahren

Die bildgebende Diagnostik bei Verdacht auf Bandscheibenschäden kann konventionelle Röntgenaufnahmen, Computertomographie (CT), Myelographie mit Myelo-CT und Magnetresonanztomographie (MRT) umfassen.

Röntgenaufnahme. Einfache Röntgenaufnahmen der Wirbelsäule werden meist in zwei Ebenen, von vorne und seitlich, angefertigt. Sie dienen dem Nachweis von Verletzungen, Instabilitäten und Abnutzungserscheinungen der knöchernen Wirbelsäule. Durch die Anfertigung von Funktionsaufnahmen der Hals- oder Lendenwirbelsäule in Beugung und Streckung kann eine Gleitwirbelbildung (Spondylolisthese) nachgewiesen werden. Bandscheibenvorfälle lassen sich mit konventionellen Röntgenaufnahmen nicht direkt nachweisen. Es kann allenfalls eine Minderung des Zwischenraums zwischen benachbarten Wirbelkörpern als Hinweis auf einen Verlust von Bandscheibengewebe beobachtet werden.

Myelographie. Wenn jedoch Kontrastmittel in den Spinalraum injiziert wird, kann die lageabhängige Störung des Kontrastmittelflusses durch den Wirbelkanal mit der Kompression einzelner Nervenwurzeln sehr genau dargestellt werden (Myelographie).

Computertomographie (CT). Die CT ist ein für die Diagnose von Bandscheibenvorfällen sehr geeignetes Verfahren, das rasch verfügbar ist und auch knöcherne Einengungen im Bereich der Zwischenwirbellöcher und des Wirbelkanals gut erkennen lässt. Die CT kann auch im Anschluss an eine Myelographie, d. h. nach Einbringen von Kontrastmittel wiederholt werden, um die Kompression von Rückenmark oder Nervenwurzeln zu bestätigen.

Magnetresonanztomographie (MRT). Die MRT ist bezüglich der Darstellung von Details bei Knochen, Gelenken, Bändern und Strukturen des Nervensystems die genaueste Methode und auch geeignet, entzündliche oder tumoröse Veränderungen nachzuweisen, die den anderen bildgebenden Verfahren entgehen.

Diskographie. Die Diskographie, bei der Kontrastmittel direkt in die Bandscheibe injiziert wird, ist eine Untersuchungsmethode, die in Deutschland nur wenig durchgeführt wird und für die klinische Routine wahrscheinlich entbehrlich ist.

Differenzialdiagnosen – andere Wirbelsäulenerkrankungen

Je mehr Aspekte, die für eine bestimmte Wirbelsäulenerkrankung charakteristisch sind, auf einen Patienten zutreffen, desto wahrscheinlicher liegt diese Erkrankung vor.

In der Tabelle auf den Seiten 24f. sind die häufigsten Wirbelsäulenerkrankungen und deren typische Ergebnisse bei der Diagnostik vereinfacht dargestellt.

Manche Patienten haben auch eine Kombination von zwei verschiedenen Störungen. Bei jüngeren Menschen treten gelegentlich Bandscheibenschäden zusammen mit Gefügelockerungen auf. Bei älteren Menschen treten häufig Bandscheibenschäden zusammen mit einer knöchernen Enge des Wirbelkanals auf. In einem solchen Fall ist die Therapie entsprechend komplizierter, da ein Mittelweg gefunden werden muss, um durch die Übungen die Symptome der einen Störung zu verbessern, ohne die andere Störung zu verschlimmern. Als kleine Hilfestellung sind weiter hinten die Behandlungsprinzipien bei den verschiedenen Wirbelsäulenerkrankungen in Stichpunkten erläutert.

Übersicht der Wirbelsäulenerkrankungen

Wirbelsäulenerkrankung	Lebensalter	Schmerzempfinden	Verschlimmernde Faktoren
Bandscheibenschaden und Bandscheibenvorfall	20 – 65	Im Bereich der Wirbelsäule oder streifenförmig in einen Arm, ein Bein oder den Brustkorb ausstrahlend, wie „ein Messer im Rücken“	Beugung der Wirbelsäule, beim Sitzen, Autofahren (spürbar häufig erst beim Aufstehen bzw. Aussteigen)
Gefügelockerung, Instabilität mit Reizung der kleinen Wirbelgelenke – Facettensyndrom Überbeweglichkeit Segmentale Instabilität	15 – 70	Im Bereich der Wirbelsäule, selten streifenförmig in einen Arm oder in ein Bein ausstrahlend Flächig diffus, brennend, Krachen in der Wirbelsäule bei unkontrollierten Bewegungen	Statische Belastung, Stehen und Sitzen, langes Liegen, Streckung der Wirbelsäule, z. B. bei Lesen in Bauchlage, bergab gehen Große und ruckhafte Bewegungen
Enge des Wirbelkanals	60 – 90	In beide Beine oder (bei einer Enge der Halswirbelsäule) in Arme und Beine ausstrahlend, als ginge „die Batterie aus“	Gehen besonders bergab, Stehen, Streckung der Wirbelsäule
Chronifiziertes Schmerz-Syndrom	Jedes	Diffuse Schmerzen in vielen Bereichen des Körpers; insgesamt erhöhte Schmerzempfindlichkeit	Wechselnde Auslöser
Tumor	Jedes	Kann diffus oder eindeutig einer anatomischen Struktur zuordenbar sein	Meist konstante Schmerzen, oft nächtlich betont

Wohltuende Faktoren	Vorgeschichte	Schmerzverhalten während der Bewegungs- und Belastungstests
Bauchlage, Gehen	Seit Jahren immer wieder Schmerzattacken (Hexenschuss) mit Blockiertgefühl in der Wirbelsäule	Zentralisierung oder Peripheralisierung von ausstrahlenden Schmerzen, auffällige Nervendehnungstests; bei Schmerz im Bereich der Wirbelsäule: Minderung oder Verstärkung; schnelle Verbesserung der Beweglichkeit bei wiederholter Bewegung der Wirbelsäule in die lindernde Richtung
Vielfältige Bewegung, Beugung der Wirbelsäule, stabilisierende Muskelspannung	In der Kindheit und Jugend viel Sport getrieben, besonders Sportarten, die extreme Bewegungen der Wirbelsäule beinhalten wie Turnen, Ballett, Schwimmen Schleudertrauma; Bandscheibenvorfall; Bandscheibenoperation	Schmerz wird bei Streckung und Aufrichtung aus der Beugung produziert und verschlimmert und bei Beugung der Wirbelsäule verbessert, Verbesserung auch bei Aktivierung der stabilisierenden Muskulatur, z. B. bei sachtem Hüpfen oder Kniebeugen in aufrechter Körperhaltung
Liegen, Beugen der Wirbelsäule, Sitzen	Seit Jahren langsam zunehmende Beschwerden Überbeweglichkeit oder segmentale Instabilität in früheren Jahren	Verstärkung durch Streckung der Wirbelsäule, Besserung durch Beugung der Wirbelsäule Nach der wiederholten Beugung der Wirbelsäule kann die schmerzfreie Gehstrecke verlängert sein
Ausdauerbelastung, erfreuliche Erlebnisse	Seit über 3 Monaten, meist Jahren Schmerzen	Wechselhaft; häufig alle wiederholten Bewegungen der Wirbelsäule verschlechternd
Keine	Ständig zunehmende Beschwerden, allgemeines Unwohlsein, ungewollter Gewichtsverlust, evtl. Tumorerkrankung in der Vorgeschichte	Verschlechterung oder keine Veränderung; keine günstige Beeinflussung durch mechanische Manöver

Welche Physiotherapie ist für Sie geeignet?

Die folgende Tabelle stellt dar, welche physiotherapeutischen Maßnahmen bei verschiedenen Wirbelsäulenerkrankungen am besten geeignet sind.

Wirbelsäulenerkrankung	Vorgehen in der Physiotherapie
Bandscheibenschaden und Bandscheibenvorfall	Therapie nach dem hier beschriebenen Konzept; gezielte Bewegung in die bevorzugte Bewegungsrichtung; Vermeiden der schmerzhaften Bewegungsrichtung; endgradige Streckung (Rückwärtsbeugung) der Wirbelsäule ist ein wichtiges Therapieziel; im Verlauf sind Bewegungen der Nervenbahnen und Stabilisierung der Wirbelsäule wesentliche Bestandteile von Therapie und Vorbeugung. Eine schnelle Verbesserung von Schmerz und Beweglichkeit während und nach den Übungen ist typisch.
Gefügelockerung, Instabilität, Reizung der kleinen Wirbelgelenke	Aktivierung der die Wirbelsäule stabilisierenden Muskulatur; zunächst ohne, dann während Bewegungen der Wirbelsäule; Kräftigung unter kontinuierlicher Kontrolle der Stabilität der Wirbelsäule; bei guter Beweglichkeit keine endgradigen Bewegungen. Sofortiges Wohlempfinden während der Übungen ist typisch. Für eine anhaltende Haltungs- und Bewegungskontrolle ist eine Neuorganisation der Steuerung durch das Gehirn notwendig. Dies dauert in der Regel Wochen bis Monate.
knöcherne Enge des Wirbelkanals	Übungen in Beugung und Drehung der Wirbelsäule; endgradige Streckung der Wirbelsäule vermeiden; Haltungsschulung im Sinne einer leichten Beugung der Wirbelsäule; ggf. Mobilisierung der Nervenbahnen; eine direkte Linderung akuter Symptome während der günstigen Bewegungen ist typisch.
Chronifiziertes Schmerzsyndrom	Ausdauerbelastung wie Laufen, Radfahren; Verbesserung der Leistungsfähigkeit nach den persönlichen, z. B. beruflichen oder sportlichen Bedürfnissen; positive Erlebnisse; eventuell in Kombination mit Verhaltenstherapie. Eine anhaltende Schmerzlinderung ist im Verlauf von Wochen bis Monaten zu erwarten.
Tumor	Durch Physiotherapie ist keine Besserung von Schmerzen zu erwarten.

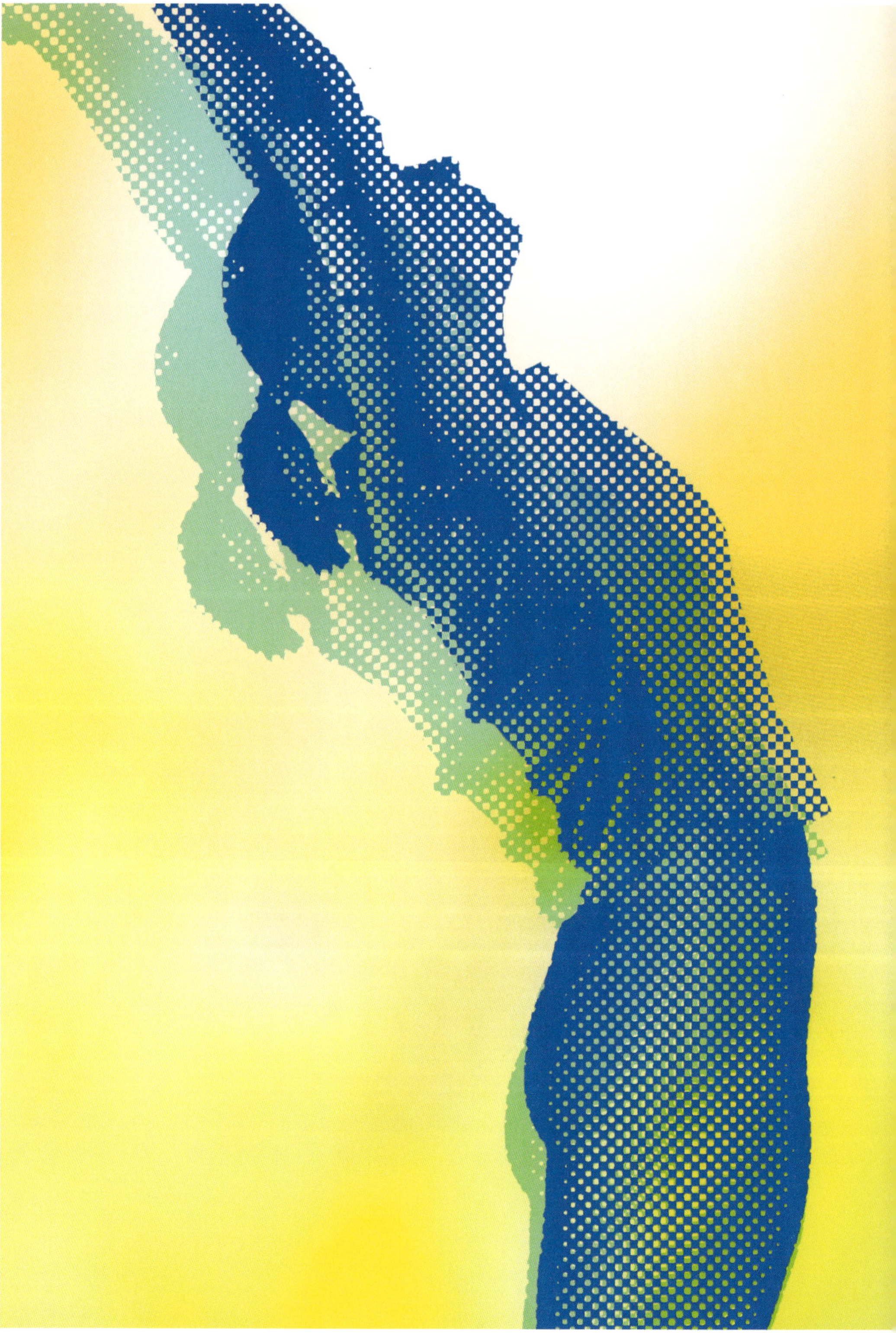

Was tun bei Bandscheibenschäden?

Mechanische Wirbelsäulenleiden lassen sich gut mit gezielten mechanischen Übungen lindern. Das Bandscheiben-Aktiv-Programm zeigt Ihnen, wie Sie mit Bewegungen der Wirbelsäule, Arm- und Beinbewegungen zur Mobilisierung der Nervenbahnen und mit stabilisierender Muskelaktivität Ihre Beschwerden lindern können. Das Programm begleitet Sie von der Phase akuter Beschwerden bis zu Wohlbefinden und Fitness.

Aktiv üben

Nach dem hier vorgestellten Konzept sollen die Schmerzen durch aktives Üben so schnell wie möglich gelindert werden, um die Ausbildung eines „Schmerzgedächtnisses“ zu vermeiden.

Nach der sorgfältigen Diagnostik mit der Dokumentation von Beschwerden, Zeichen und Funktionseinschränkungen können Sie mit dem gezielten Übungsprogramm beginnen. Das hier vorgestellte Konzept verfolgt mehrere Ziele. Die Schmerzen sollen schnell gelindert werden, um eine Chronifizierung und damit die Ausbildung eines „Schmerzgedächtnisses“ zu vermeiden. Die Bandscheibenverlagerung soll vermindert und damit die Ursache der Beschwerden minimiert werden.

Die Arbeitshypothese zum Einsatz wiederholter Bewegungen der Wirbelsäule arbeitet mit der Vorstellung, dass der Teil des Gallertkerns, der noch zwischen den Wirbelkörpern liegt, so belastet wird, dass er in Richtung Mitte zwischen den Wirbelkörpern ausweicht. Der bei einem Bandscheibenvorfall über die Kanten der Wirbelkörper hervorgequollene Teil des Bandscheibengewebes soll so verdrängt werden, dass der Druck auf die Nervenwurzel und damit der Schmerz nachlässt. Der tatsächliche Wirkmechanismus der wiederholten Bewegungen der Wirbelsäule auf das Bandscheibengewebe und die Nervenwurzel ist unklar. Nach der akuten Phase sollten Sie die volle Belastbarkeit wieder erreichen und Rückfällen vorbeugen können.

Warum sind passive Verfahren noch so beliebt?

In Deutschland verschreiben Ärzte oft passive Behandlungsverfahren wie u. a. Massage, Fango und Schlingentisch. Es liegen jedoch keine Studien vor, wie wirksam diese Maßnahmen bei Rücken- und Nackenschmerzen sind. Wenn außerdem die Hypothese stimmt, dass bei einer Bandscheibenschädigung die Anspannung der Rückenstrecker ein Schutzmechanismus ist, um die Beugung der Wirbelsäule zu verhindern, dann wäre eine Maßnahme zur Senkung der Muskelspannung für Patienten mit Bandscheibenschäden ungünstig. Die Ergebnisse unserer neuesten Studie legen dies nahe. Bei Patienten, die muskelentspannende Medikamente einnahmen, entwickelten sich die Symptome deutlich langsamer zurück als bei Patienten ohne solche

WISSEN

Was rät die Weltgesundheitsorganisation (WHO)?

- Ernsthafte Erkrankungen sind selten.
- Zur Diagnostik sind eine ausführliche Anamneseerhebung und körperliche Untersuchung notwendig; bildgebende Verfahren sind von begrenztem Nutzen.
- Genesung ist sehr wahrscheinlich.
- Betroffene sollten früh zu normalen Aktivitäten zurückkehren.
- Schmerzen lassen sich durch Aktivität kontrollieren.
- Man sollte keine Bettruhe einhalten.
- Man sollte in Bewegung bleiben und sich auf die Funktion konzentrieren.
- Schmerz allein ist kein Grund zur Sorge.
- Aktivität und positives Denken vermeiden Chronifizierung.
- Rückenschmerz und seine Folgen sind häufig kein rein körperliches Problem; soziale, psychische und arbeitsplatzbezogene Faktoren können eine Rolle spielen.

Medikamente (Brötz, Weller und Kollegen, Pain 2010; 149: 470–475).

Diese Behandlungsstrategien halten sich jedoch aus verschiedenen Gründen. Einerseits wünschen viele Patienten, durch die heilenden Hände eines Therapeuten auf bequeme Weise gesund gemacht zu werden. Andererseits wird in unserem aktuellen Gesundheitssystem für Massage, Fango und Schlingentisch deutlich mehr bezahlt als für die aktive Arbeit mit einem Patienten.

Passive Maßnahmen führen nicht zum Aufbau belastbarer Strukturen und können damit vermutlich Rückfälle nicht verhindern. Sie müssen aktiv üben, um fit und belastbar zu werden.

Was zeichnet eine wirksame Behandlung aus?

Werfen Sie einige althergebrachte Regeln über Bord – und lassen Sie sich auf Neues ein. Im Folgenden haben wir für Sie zusammengefasst, welche neuen theoretischen Gedanken und wissenschaftlichen Erkenntnisse es gibt und welche Handlungen daraus resultieren.

Gezielt belasten statt entlasten

Nach einer Verletzung setzen sofort die Wundheilung und die Neuorganisation des Gewebes ein. Die Gewebestruktur und deren Festigkeit richten sich nach der Belastung, die sie erfahren. Funktion schafft Struktur. Gewebe sollte also auch während der Heilungsphase entsprechend seiner

Aufgabe belastet werden. Dabei müssen Sie die angemessene Stärke der Belastung in der jeweiligen Heilungsphase und die persönliche maximale Belastbarkeit herausfinden. Wenn Schmerzen nach der Belastung auftreten, haben Sie überdosiert oder die Übung falsch ausgeführt. Dann sollten Sie dieselbe Übung mit geringerer Intensität fortführen und die Ausführung kontrollieren. Geringere Intensität bedeutet

- weniger Kraftaufwand
- geringeres Bewegungsausmaß und
- niedrigere Anzahl der Wiederholungen.

Bei einer Bandscheibenverlagerung ist es Ziel der Übungen, die Bandscheibe so zu belasten, dass der Teil, der noch zwischen den Wirbelkörpern liegt, wieder in Richtung Mitte des Wirbelkörpers verlagert wird und sowohl Druck- als auch Zugbelastungen aushält. Bei der Druckbelastung einer Nervenwurzel wird hingegen die Entlastung der Nervenwurzel angestrebt, da es nicht ihre Aufgabe ist, Druck aufzunehmen, sondern Impulse zu leiten.

Ausreichende Erholungsphasen sind wichtig. Erholung wird bei Bandscheibenleiden am besten durch Bewegung ohne Anstrengung erreicht, nicht durch Bettruhe oder gar Sitzen.

Die Wirbelsäule strecken statt beugen

Die „Beugephilosophie" bei der Behandlung von Rückenschmerzen ist von dem Ziel geprägt, die Wirbelsäule zu entlasten. Dazu wird die Rückenlagerung mit gebeugten Hüft- und Kniegelenken im Stufenbett vorgeschlagen. Genau die entgegengesetzte Lagerung ist jedoch bei Bandscheibenleiden meistens erfolgreich, nämlich die Bauchlage auf einem Keil, bei der die Wirbelsäule in Streckung gebracht wird (siehe Abbildung Seite 41). Dadurch wird die Beugung der Wirbelsäule ausgeglichen, die Bandscheibenschäden verursacht. In Bauchlage wird von hinten Druck auf die Bandscheiben ausgeübt, um sie wieder nach vorne zu verlagern.

Haben Sie keine Angst vorm „Hohlkreuz"! Die meisten Menschen leiden unter einem Mangel an Streckung der Wirbelsäule, und nur wenige zeigen eine übermäßige Vorwölbung der Lendenwirbelsäule, die man als Hohlkreuz bezeichnen kann.

Auch Kräftigungsprogramme und Haltungsschulen hängen häufig der „Beugephilosophie" an. Als Bauchmuskeltraining werden Übungen wie das Hochkommen zum Sitz aus Rückenlage („sit ups") empfohlen. Bekannte Anbieter von Gerätetraining nutzen die riskante Beugung der Wirbelsäule gegen Widerstand zur Kräftigung. Viele Übungshinweise und Haltungsinstruktionen werden von der Warnung begleitet, „nicht ins Hohlkreuz zu fallen". Solche Übungen sind jedoch zur Behandlung und Vorbeugung von Bandscheibenleiden ungeeignet. Durch Beugung werden die Bandscheiben nach hinten, also rückenwärts, verlagert, und es kann zum Bandscheibenvorfall kommen. Die entgegengesetzte Bewegungsrichtung, nämlich die Streckung der Wirbelsäule, dient der Behandlung und Vorbeugung von Bandscheibenleiden.

Auch die Nerven müssen sich bewegen lassen

Wenn Sie schon immer dachten, Sie hätten verkürzte Kniebeuger (ischiokrurale Muskulatur), weil Sie einen ziehenden Schmerz an der Rückseite der Oberschenkel und in der Kniekehle verspüren, wenn Sie sich nach vorne beugen, dann irren Sie sich. Der ziehende Schmerz wird in der Regel von Bewegungseinschränkungen der Nerven hervorgerufen. Nerven müssen sich für eine reibungslose Funktion bei Bewegungen von Armen, Beinen und Wirbelsäule passiv mitbewegen. Die freie Beweglichkeit des Nervensystems muss bei jedem Wirbelsäulenleiden geprüft und ggf. gezielt geübt werden. Diese Tatsache ist unter Therapeuten und Betroffenen noch wenig bekannt.

Bewegung statt Muskelentspannung

Verspannung und Blockierung sind Folgen von Bandscheibenschädigungen und keine eigenständigen Krankheitsbilder. Die Spannung der Rückenstreckermuskulatur verhindert die schädigende Beugung der Wirbelsäule. Das nach hinten verlagerte Bandscheibenmaterial führt zu einer mechanischen Blockierung, meistens der Streckung der Wirbelsäule. Die Beugung kann zusätzlich schmerzhaft eingeschränkt sein, weil dabei das Bandscheibengewebe noch weiter nach hinten verlagert wird und gleichzeitig Zug auf das Nervensystem ausgeübt wird. Durch wiederholte Bewegungen der Wirbelsäule in die bevorzugte, schmerzlindernde Richtung wird das Bandscheibengewebe so beeinflusst, dass die mechanischen Störungsfaktoren verringert werden. Dadurch wird die Beweglichkeit der Wirbelsäule besser und die Muskelspannung normalisiert sich.

Kraft allein kann Bandscheibenvorfälle nicht verhindern

Der Weltmeister im Boxen, Vitali Klitschko, erlitt zweimal einen Bandscheibenvorfall, obwohl er wahrlich über große Kraft verfügt. Häufige und mit Gewicht belastete Beugungen der Wirbelsäule waren vermutlich die Auslöser. Nur die regelmäßige Streckung der Wirbelsäule hilft, solche Bandscheibenverlagerungen zu vermeiden.

Übungen alltäglicher Aktivitäten anstatt Gerätetraining

Die Muskulatur, die die Wirbelsäule in jeder Höhe stabilisiert und Bewegungen kontrolliert, muss in einer vertikalen Körperposition unter Einwirkung der Schwerkraft trainiert werden. Ein Training in Form von alltäglichen Aktivitäten wie z. B. in die Knie gehen, auf einem Bein balancieren oder freie Gewichte heben, ist am effektivsten. Nur so ist eine gute Koordination zwischen Rücken- und Bauchmuskeln zu erzielen – die Voraussetzung für die Kontrolle der Wirbelsäulenstabilität. Beim Training an Geräten, bei dem bestimmte Körperabschnitte abgestützt werden, fehlen die koordinativen Lernprozesse. Die geübten Bewegungen sind abstrakt und haben meist keinen Bezug zu alltäglichen Tätigkeiten.

Zu hohes Körpergewicht ist kein Risikofaktor

Zu hohes Körpergewicht ist kein Risikofaktor für Bandscheibenleiden, eher im Gegenteil. Dicke Personen neigen aufgrund des Bauchgewichtes zu einer ausgeprägten Vorwölbung der Lendenwirbelsäule. Zusätzlich schränkt das Volumen des Bauches die Beugefähigkeit der Lendenwirbelsäule ein. Aufgrund dieser Gegebenheiten ist es denkbar, dass korpulente Menschen weniger zu Bandscheibenvorfällen der Lendenwirbelsäule neigen als schlanke Personen. Durch Verringerung des Körpergewichtes kann man also Bandscheibenleiden nicht vorbeugen.

Wie Sie Ihr Übungsprogramm aufbauen

Wenn ein Bandscheibenvorfall diagnostiziert wurde oder aufgrund der Diagnostik eine Bandscheibenschädigung als Ursache von Beschwerden naheliegt, ist das hier beschriebene Übungsprogramm empfehlenswert. Auch das Vorgehen nach einer Bandscheibenoperation wird dargestellt. Das Übungsprogramm unterscheidet sich nur in den ersten postoperativen Tagen von dem konservativen Programm für Patienten ohne vorhergehende Operation.

Genaue Übungsanleitungen für die einzelnen Wirbelsäulenabschnitte finden sich in den Kapiteln „Lenden- und untere Brustwirbelsäule" und „Hals- und obere Brustwirbelsäule". Die Brustwirbelsäule kann nicht so isoliert bewegt werden wie die Hals- und Lendenwirbelsäule. Deshalb geht man bei den Test- und Therapiebewegungen für die obere Brustwirbelsäule ebenso wie bei der Halswirbelsäule vor. Dabei werden die einzelnen Bewegungen der Wirbelsäule so über das Bewegungsmaß der Halswirbelsäule weitergeführt, dass sich die obere Brustwirbelsäule entsprechend bewegt. Die Test- und Therapiebewegungen für die untere Brustwirbelsäule entsprechen weitgehend denen der Lendenwirbelsäule.

Im Kapitel „So steigern Sie Ihre Fitness" finden Sie ein Trainingsprogramm, das alle Wirbelsäulenabschnitte berücksichtigt. Die Übungen sind einfach und können ohne Hilfsmittel selbstständig durchgeführt werden. Innerhalb von 5 Tagen wird bei erfolgreicher Therapie eine deutliche Besserung der Beschwerden erreicht.

Während akute starke Schmerzen bestehen, übt man stündlich wiederholte endgradige Bewegungen der Wirbelsäule. Nach der akuten Phase werden ggf. zusätzlich Bewegungen der Arme oder Beine ergänzt, um die Beweglichkeit und Funktion des Nervensystems zu erhalten. Nach etwa zwei Wochen reduziert man die Übungsfrequenz auf 1–3 mal täglich. Die Kontrolle von Haltung und Bewegung der Wirbelsäule wird durch die Aktivierung und Kräftigung der stabilisierenden Hals-, Bauch- und Rückenmuskulatur gewährleistet. Dazu muss man einen Plan zur Steuerung dieser Muskeln neu lernen. Koordinationsübungen und Kräftigung für den ganzen Körper führen anschließend zu normaler Belastbarkeit. Dauerhafte Schmerzfreiheit kann dadurch erreicht werden, dass man statische Belastungen regelmäßig unterbricht, die Wirbelsäule immer wieder streckt und Haltung sowie Bewegung muskulär kontrolliert.

Grundsätzliches Vorgehen

Durch zahllose Informationsquellen wie Bekannte, Zeitungen und Internet fällt es schwer, eine spezielle Therapiemethode für die Behandlung von Rücken- und Nackenschmerzen auszuwählen.

Wenn man zum Beispiel eine Mischung aus verschiedenen aktiven und passiven Maßnahmen wie Massage, Akupunktur und Gerätetraining zusätzlich zu dem hier empfohlenen Übungsprogramm in Anspruch nimmt, ist eine systematische Therapieplanung unmöglich. Die Effekte sind dann zufällig und im positiven oder negativen Fall keiner bestimmten Maßnahme zuordenbar. Besonders beim Ausbleiben einer Besserung oder gar bei einer Verschlechterung muss man mit der Suche nach der richtigen Strategie immer wieder von vorne beginnen.

Aus den Testbewegungen (siehe Seite 53ff., 75ff.) ergibt sich zunächst **eine** Bewegung, die die Symptome verbessert. Diese sollten Sie üben. Im Verlauf der Heilung verändern sich die therapeutisch nützlichen Bewegungen. Zum Beispiel sind am Anfang oft einseitige Bewegungen notwendig, die später durch symmetrische

WICHTIG

Was Sie beachten sollten:

- Dokumentieren Sie Ihre Symptome, Zeichen und Funktionseinschränkungen.
- Übernehmen Sie eine Mitverantwortung für Ihre Genesung.
- Beobachten Sie alle Symptome genau, und zwar vor, während und nach den wiederholten Bewegungen.
- Beurteilen Sie, ob die Beschwerden besser oder schlechter geworden oder gleich geblieben sind.
- Wenn durch die geübten Bewegungen eine Verschlechterung Ihrer Beschwerden auftritt, beenden Sie die Übungen. Der Schmerz sollte sich auf keinen Fall weiter nach außen und in das Bein oder den Arm verlagern.
- Eine vorübergehende Zunahme von Rückenschmerzen oder Nackenschmerzen bei gleichzeitiger Abnahme der Bein- oder Armschmerzen ist als Verbesserung zu werten.
- Üben Sie in den vorgeschlagenen Zeitabständen die vorgeschlagene Anzahl von Wiederholungen der günstigen Bewegung. In den meisten Fällen haben sich 10 Wiederholungen pro Stunde bewährt.
- Vermeiden Sie konsequent die für Sie ungünstigen Haltungen und Bewegungen.
- Unterlassen Sie die Beugung der Wirbelsäule.

Bewegungen ersetzt oder durch zusätzliche Bewegungen ergänzt werden.

Täglich einmal sollten Bewegungstests durchgeführt werden, um zu prüfen, ob eine andere als die bisher geübte Bewegung die Symptome zusätzlich reduziert oder den Schmerz mehr in Richtung Wirbelsäule verlagert. Dann sollten Sie diese neue Bewegung in das Übungsprogramm mit aufnehmen. Grundsätzlich sollten Sie täglich nur eine Übung verändern, um festzustellen, ob diese eine gute oder schlechte Auswirkung auf Ihre Beschwerden hat. Auch sollten die Einnahme der Medikamente oder alltägliche Tätigkeiten, wie z. B. die Wiederaufnahme der Arbeit, nicht gleichzeitig mit den Übungen verändert werden.

Wie verläuft die Genesung?

Beim Verlauf der Genesung lassen sich bei einer Bandscheibenschädigung entsprechend den Phasen der Gewebeheilung drei Stadien abgrenzen. Danach folgt ein viertes Stadium mit Alltagsbelastung und Vorbeugung.

1. Akute Phase

Die akute Entzündungsphase mit von außen nicht sichtbarer Rötung, Schwellung und Schmerz im Bereich der Bandscheibenverletzung ist durch schnelle Veränderungen der Beschwerden gekennzeichnet. Meistens bestehen starke Schmerzen, die durch günstige Bewegungen und Haltungen unmittelbar gelindert werden und sich von außen in Richtung Wirbelsäule verlagern. Das Übungsprogramm besteht aus wenigen Übungen, die stündlich mit 10 Wiederholungen geübt werden. Bei acht Stunden Schlaf könnten Sie also jede Bewegung, die in die Therapie aufgenommen wurde, täglich mit 160 Wiederholungen üben. Das Ziel ist die beschwerdefreie Streckung des betroffenen Wirbelsäulenabschnittes nach 5 Tagen. Dieser Zeitrahmen ist bei einem Bandscheibenvorfall trotz Erfolg versprechender konservativer Therapie nicht immer zu erreichen. Jede Übungseinheit dauert 1–5 Minuten.

Bei ungünstigen Bewegungen und Haltungen werden schlagartig starke und eventuell weiter ausstrahlende Schmerzen hervorgerufen. Diese Bewegungen sollten Sie konsequent vermeiden. Durch das Üben ungewohnter Bewegungen können neue Beschwerden ausgelöst werden, die mit der Bandscheibenverletzung nicht in Zusammenhang stehen. Wenn Sie die Lendenwirbelsäule strecken, wird z. B. die Brustwirbelsäule ebenfalls gestreckt. Als Folge dieser ungewohnten Bewegung entstehen manchmal diffuse Schmerzen im Bereich der Brustwirbelsäule. Das wiederholte Hochstützen aus Bauchlage löst bei vielen Patienten einen „Muskelkater" der Brustmuskulatur und der Ellenbogenstrecker aus. Diese Beschwerden sind normal und gefährden nicht die Gesundheit. Die akute Entzündungsphase sollte bei erfolgreicher Behandlung nach 5 Tagen abgeschlossen sein.

Fünf Tage nachdem Sie mit dem konsequenten Üben begonnen haben, sollten Sie Bilanz ziehen. Verfolgen Sie die Therapie nur dann weiter, wenn es Ihnen besser geht. Anderenfalls sollten Sie die Strategie wechseln und die Hilfe eines Arztes oder Physiotherapeuten in Anspruch nehmen.

Verhaltensregeln für alltägliche Handlungen

Handlung	Verhaltenstipp
Liegen	Stellen Sie Ihr Bett ganz flach und benutzen Sie höchstens ein kleines Kopfkissen. Wechseln Sie zwischen flacher Bauchlage und flacher Rückenlage ab. Rollen Sie sich zum Wechsel zwischen diesen Positionen flach über das Bett, sodass die Wirbelsäule möglichst gerade bleibt.
Aufstehen und Hinlegen	Strecken Sie die Wirbelsäule vor dem Lagewechsel und halten Sie sie gestreckt; wechseln Sie von der Rückenlage über die Seitenlage zum Sitzen und umgekehrt. Behalten Sie diesen Bewegungsablauf ein Leben lang bei.
An- und Ausziehen von Socken und Schuhen	Legen Sie den Fuß, den Sie anziehen möchten, auf den Oberschenkel der Gegenseite; halten Sie die Wirbelsäule so gerade wie möglich. Tragen Sie Schuhe, die Sie nicht binden müssen.
Zähneputzen	Stellen Sie die Füße weit auseinander und lehnen Sie sich am Waschbecken an. Stützen Sie sich mit einer Hand am Waschbecken ab. Halten Sie die Wirbelsäule gestreckt und neigen Sie sich nur leicht nach vorne.
Sitzen	Unterlassen Sie es zu sitzen. Beim Sitzen werden Sie sich beugen und damit die Gallertmasse der Bandscheibe nach hinten in Richtung Nervenwurzel drücken. Zusätzlich wird bei Bandscheibenleiden der Lendenwirbelsäule der bereits gereizte Nerv an Gesäß und Oberschenkel einer Druckbelastung ausgesetzt.
Essen	Nehmen Sie Ihre Mahlzeiten in Seitenlage oder im Stehen ein, um das Sitzen zu vermeiden.
Toilette	Sitzen auf der Toilette, Pressen, Aufstehen. Halten Sie die Wirbelsäule so gestreckt wie möglich. Pressen Sie nicht unnötig. Bleiben Sie beim Aufstehen von der Toilette aufrecht. Stützen Sie sich zum Aufstehen am Türgriff oder an Ihren Oberschenkeln ab. Sorgen Sie für regelmäßigen Stuhlgang, damit die Zeit, die Sie auf der Toilette verbringen, auf ein Minimum reduziert bleibt.
Sexuelle Aktivität	Bei kontrollierter Wirbelsäulenbewegung ohne Beugung und ohne Schmerzzunahme spricht nichts dagegen.
Husten, Niesen	Wenn Sie niesen oder husten müssen, strecken Sie die Wirbelsäule, so gut es geht. Vermeiden Sie ganz bewusst die Krümmung des Oberkörpers nach vorne, die sich beim Niesen und Husten sonst automatisch einstellt.

2. Übergangsphase

Der Behandlungseffekt stabilisiert sich in der Regel nach 7–10 Tagen. Nach 21 Tagen ist die Übergangsphase bei normalem Verlauf der Wundheilung abgeschlossen. Die Organisation und Ausrichtung des neu entstandenen Gewebes hängt von Belastungsreizen ab – Funktion schafft Struktur! In dieser Phase werden die Symptome bei Bewegungen und Belastungen, die in der akuten Phase den Schmerz verstärkt und weiter nach außen verlagert haben, nicht mehr unmittelbar produziert und verstärkt. Gehen, kurzes Sitzen und Umdrehen im Bett sind jetzt beschwerdefrei möglich. Medikamente können zunächst morgens reduziert und dann abgesetzt werden. Abends werden sie vorläufig noch eingenommen, um den nächtlichen und morgendlichen Schmerz zu vermeiden. In aller Regel enthält das Übungsprogramm die Streckung der Wirbelsäule, die Drehung der Wirbelsäule zu beiden Seiten, Stabilisierungsübungen und ggf. Nervengleitbewegungen.

3. Stabilisierungsphase

Wenn Sie überwiegend beschwerdefrei sind, sollten Sie die Wiederherstellung der ursprünglichen Belastbarkeit trainieren. Zunehmende Belastbarkeit und Arbeitsfähigkeit sind nach 2 bis 6 Wochen anzustreben. Dazu prüfen Sie, ob die Wirbelsäule und die Extremitäten zu beiden Seiten gleichermaßen weit und schmerzfrei beweglich sind. Eingeschränkte oder am Ende des Bewegungsweges schmerzhafte Bewegungen sollten wiederholt geübt werden. Nach den Bewegungen darf kein Schmerz spürbar sein. Machen Sie stabilisierende Übungen für die Wirbelsäule (siehe Seite 90ff., 113ff.). Dazu müssen spezielle Muskelgruppen bewusst und unbewusst angesteuert werden. Stabilität ist eine koordinative Aufgabe – Bewegungen müssen rechtzeitig abgebremst werden, um die Gelenke der Wirbelsäule vor Schädigung zu schützen. Nutzen sie z. B. einfache Bewegungen wie Gehen, Treppensteigen, Kniebeugen, Hüpfen. Erst wenn die stabilisierenden Muskeln zuverlässig arbeiten, sollten Sie die bewegende Muskulatur der Extremitäten und des Rumpfes kräftigen.

Die Anzahl der Übungen wird zunächst täglich gesteigert. Gleichzeitig wird die Übungsfrequenz verringert. Streben Sie zwei bis drei Trainingseinheiten von 20 bis 30 Minuten Dauer pro Tag an. Durch Training werden spezialisierte Bindegewebstypen aufgebaut. Dies führt zu steigender Belastbarkeit sowohl für Zug- als auch für Druckbelastungen. Der bei einem Bandscheibenvorfall über die Kanten der Wirbelkörper hervorgequollene Teil der Band-

WICHTIG

Benutzen Sie einen Lesekeil

Das entspannte Liegen in Bauchlage mit leicht erhöhtem Oberkörper bietet eine günstige Abwechslung zu unserem gebeugten Alltag. Sobald Sie ohne Zunahme Ihrer Beschwerden auf dem Bauch liegen können, sollten Sie viel Zeit in dieser Position verbringen. Gewöhnen Sie sich langsam an diese neue Position. Stehen Sie zunächst nach 5 bis 10 Minuten Bauchlage auf dem Lesekeil wieder auf, gehen Sie etwas umher. Dann werden Sie vielleicht ein Gefühl der Steife im Rücken wahrnehmen. Dieses sollte nach wenigen Minuten wieder verschwinden.
Man kann auf dem Lesekeil liegend lesen, am Laptop arbeiten oder mit den Kindern spielen. Als günstig haben sich die folgenden Maße aus Schaumstoff mit dem Raumgewicht 35, ein Maß für die Härte des Schaumstoffs, bewährt: bei Körpergröße über 177 cm: Höhe 26 cm, Breite 32 cm und Länge 50 cm; bei Körpergröße unter 177 cm: Höhe 24 cm, Breite 30 cm und Länge 45 cm (Bestelladresse siehe Anhang).

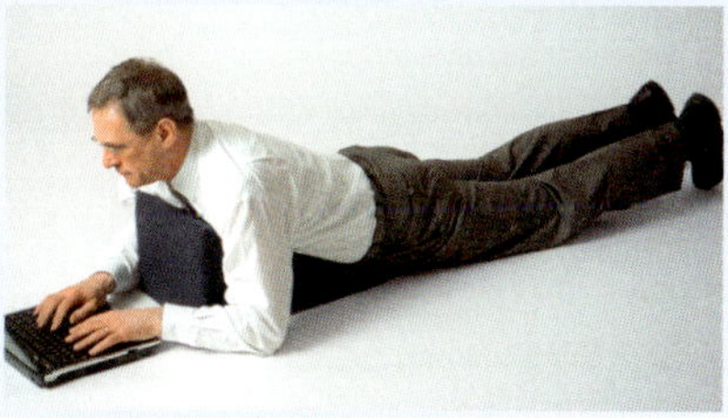

scheibe schrumpft im Verlauf der Heilung. Vermutlich wird dabei während des Aufbaus von neuem Bindegewebe durch ein Zusammenziehen der Narbe die Flüssigkeit aus dem Gewebe gedrückt. Dieser Prozess dauert etwa ein halbes Jahr (siehe Abbildung unten).

Nach einem Bandscheibenvorfall mit neurologischem Defizit ist mit einer Regenerationszeit bis zur vollkommenen oder weitgehenden Rückbildung von Lähmungen und Gefühlsstörungen von bis zu einem Jahr zu rechnen.

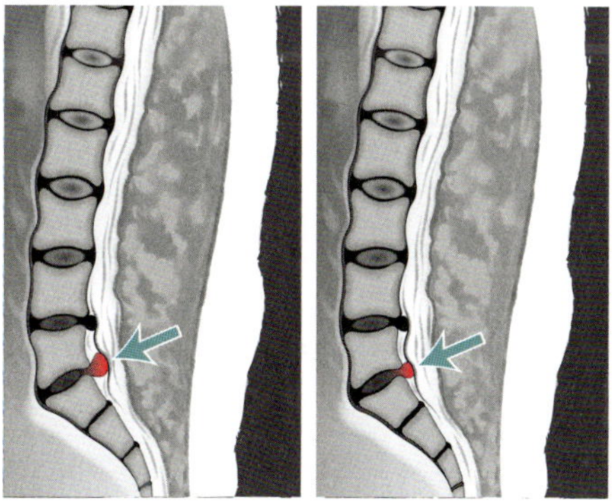

▶ Seitliche Kernspinaufnahme eines Bandscheibenvorfalls der Lendenwirbelsäule: links nach akutem Auftreten, rechts 5 Monate später

WISSEN

Wie schnell sind Sie wieder fit?

Wenn Sie das hier beschriebene Übungsprogramm konsequent anwenden, könnte Ihre Genesung bei einem Bandscheibenvorfall folgendermaßen verlaufen (bei einer Bandscheibenverlagerung ohne Vorfall verläuft die Heilung entsprechend schneller):

- Innerhalb von 5 Tagen: deutliche Verbesserung aller Symptome; Verlagerung des Schmerzes in Richtung Wirbelsäule.
- 2. bis 3. Woche: Absetzen der Medikamente; zunehmende Belastbarkeit.
- 2. bis 6. Woche: gute Belastbarkeit, Arbeitsfähigkeit.
- Innerhalb eines Jahres: volle Belastbarkeit, vollkommene oder weitgehende Rückbildung neurologischer Störungen wie Lähmungen und Gefühlsstörungen.

4. Alltagsbelastung und Vorbeugung

Das Training nach einem Bandscheibenleiden ist für viele Patienten eine Chance, trotz geistiger und zeitlicher Auslastung durch Familie und Beruf, körperliche Fitness zu erlangen. Sie können beweglicher und belastbarer werden, als Sie es seit Jahren waren. Eine bestimmte Zeit des Tages sollten Sie der Pflege Ihrer Gesundheit widmen: Streben Sie ein tägliches Trainingsprogramm mit Wirbelsäulen- und Nervenbewegungen, Stabilisierung und Kräftigung, Koordinationsübungen und Ausdauertraining von 30 Minuten Dauer an. Das bietet Ihnen einen sinnvollen Ausgleich zu einseitigen, meistens statischen Belastungen.

Als minimale Verhaltensanpassung sollten Sie sich morgens vor dem Aufstehen, abends nach der Arbeit und vor dem Einschlafen 4 Minuten auf den Bauch legen (dabei den Kopf 2 Minuten nach rechts und 2 Minuten nach links ablegen) und dann 10-mal hochstützen, bis die gesamte Wirbelsäule gestreckt ist. Trocknen Sie nach dem Duschen die Füße im Stehen ab; dabei üben Sie durch das Balancieren auf einem Bein auch die Stabilisierung der Wirbelsäule. Bewegen Sie sich zu Fuß oder mit dem Fahrrad zur Arbeit. Gehen Sie die Treppe, anstatt mit dem Aufzug zu fahren. Unterbrechen Sie statische Belastungen wie langes Sitzen, Stehen oder sehr langsames Gehen dadurch, dass Sie z. B. hüpfen, 5 Kniebeugen machen oder Bälle jonglieren. Lesen und schreiben Sie ab und zu in Bauchlage.

Welche Medikamente sind sinnvoll?

Medikamente sollen bei Bandscheibenleiden vor allem die Schmerzen lindern und die Entzündung im Bereich des verletzten Bandscheibengewebes und ggf. der Nervenwurzel reduzieren. Als medikamentöse Standardtherapie gilt die Behandlung mit Medikamenten, die gleichzeitig den Schmerz und die Entzündung hemmen, wie Diclofenac (z.B. Voltaren). Den Schmerz rasch zu lindern und die Entzündungsvorgänge, die auch eine Wurzelkompression begleiten und zur Schwellung beitragen, zu unterdrücken ist sinnvoll, um der Chronifizierung von Schmerzen vorzubeugen.

Einige Patienten profitieren bezüglich der Schmerzen von der zusätzlichen Einnahme niedriger Dosen von hochwirksamen entzündungshemmenden Kortisonpräparaten. Die kurzfristige Gabe von Kortikosteroiden über bis zu fünf Tagen z.B. 100 mg Methylprednisolon täglich, ist zudem zur Kontrolle postoperativer Schmerzen geeignet. Die oft eingesetzten Spritzen in der Umgebung des Wirbelkanals sind entbehrlich. Auch auf die Einnahme von Medikamenten, die zur Muskelentspannung beitragen, sollte bei der Behandlung von Bandscheibenleiden verzichtet werden.

Ist eine Operation nötig?

Die Entscheidung für die Operation eines Bandscheibenvorfalls sollte möglichst interdisziplinär z.B. im Rahmen einer gemeinsamen Fallkonferenz gefällt werden, an der Vertreter der operativen Fächer und der nicht operativen Fächer sowie Vertreter der Physiotherapie teilnehmen. Eine Operation wird meist befürwortet, wenn hochgradige Lähmungen (Kraftgrad 0 oder 1) sowie Blasen- oder Mastdarmstörungen akut aufgetreten sind oder wenn die konservative Therapie versagt, auch bei Fehlen neurologischer Defizite.

Bei der Entscheidung für die Operation sollte man sicher sein, dass die Beschwerden oder neurologischen Defizite tatsächlich auf den bildgebend nachgewiesenen Befund zurückgeführt werden können. Schließlich ist zu berücksichtigen, dass der Erfolg der operativen Therapie vom Operateur und von der Operationstechnik abhängt. Neue anhaltende Schmerzen nach der Operation, die auf Narbenbildung im Bereich der Nervenwurzel oder Gefügelockerung zurückgeführt werden und schwierig zu behandeln sind, sind seit der breiten Einführung mikroskopischer Operationstechniken deutlich seltener geworden.

Je länger ein neurologisches Defizit wie Lähmung und Gefühlsstörung besteht, desto geringer ist die Wahrscheinlichkeit, dass sich dieses Defizit aufgrund der Operation wieder zurückbildet.

Übungsplan nach der Operation

Die Operationsverfahren und die damit verbundene Größe des jeweiligen Eingriffs sind vielfältig. Ebenso variieren die Vorschläge für das Verhalten der Patienten nach der Operation. Sie reichen von der Aufforderung zu normaler Bewegung und Belastung ab dem ersten postoperativen Tag bis hin zur Verordnung eines Korsetts oder einer Halskrause, die jegliche Bewegung verhindern. Sobald aus Sicht des Operateurs Bewegungen der Wirbelsäule erlaubt sind, sollten diese geübt werden. Die Streckung der Wirbelsäule ist auch nach der Operation eine wichtige Zielbewegung und die Beugung sollte zunächst vermieden werden, um einen Rückfall und Dehnungsstress für die Operationsnarbe und das Nervensystem zu vermeiden.

Am ersten Tag nach der Operation kann man aufstehen. Allerdings sollte man dies nur in Begleitung tun, bis der Kreislauf so stabil ist, dass eine Ohnmacht ausgeschlossen ist. Man sollte etwa jede Stunde aufstehen und langsam von wenigen Minuten bis zu einer halben Stunde gehen. Zunächst werden kleine Bewegungen der Wirbelsäule geübt. Die Muskulatur, die die Wirbelsäule stabilisiert, wird gezielt aktiviert. Die Arme und Beine werden bewegt mit dem Ziel, das Nervensystem zu bewegen und der Vernarbung einer Nervenwurzel vorzubeugen. Ab dem 6. Tag nach der Operation entspricht das Übungsprogramm dem der konservativen Therapie.

Die Wundheilung fordert dem Körper viel Energie ab. Deshalb sollte die Wirbelsäule während der Entzündungsphase in den ersten 5 Tagen nach der Operation nur wenig belastet werden. Außerdem sollte man sich viel Schlaf gönnen.

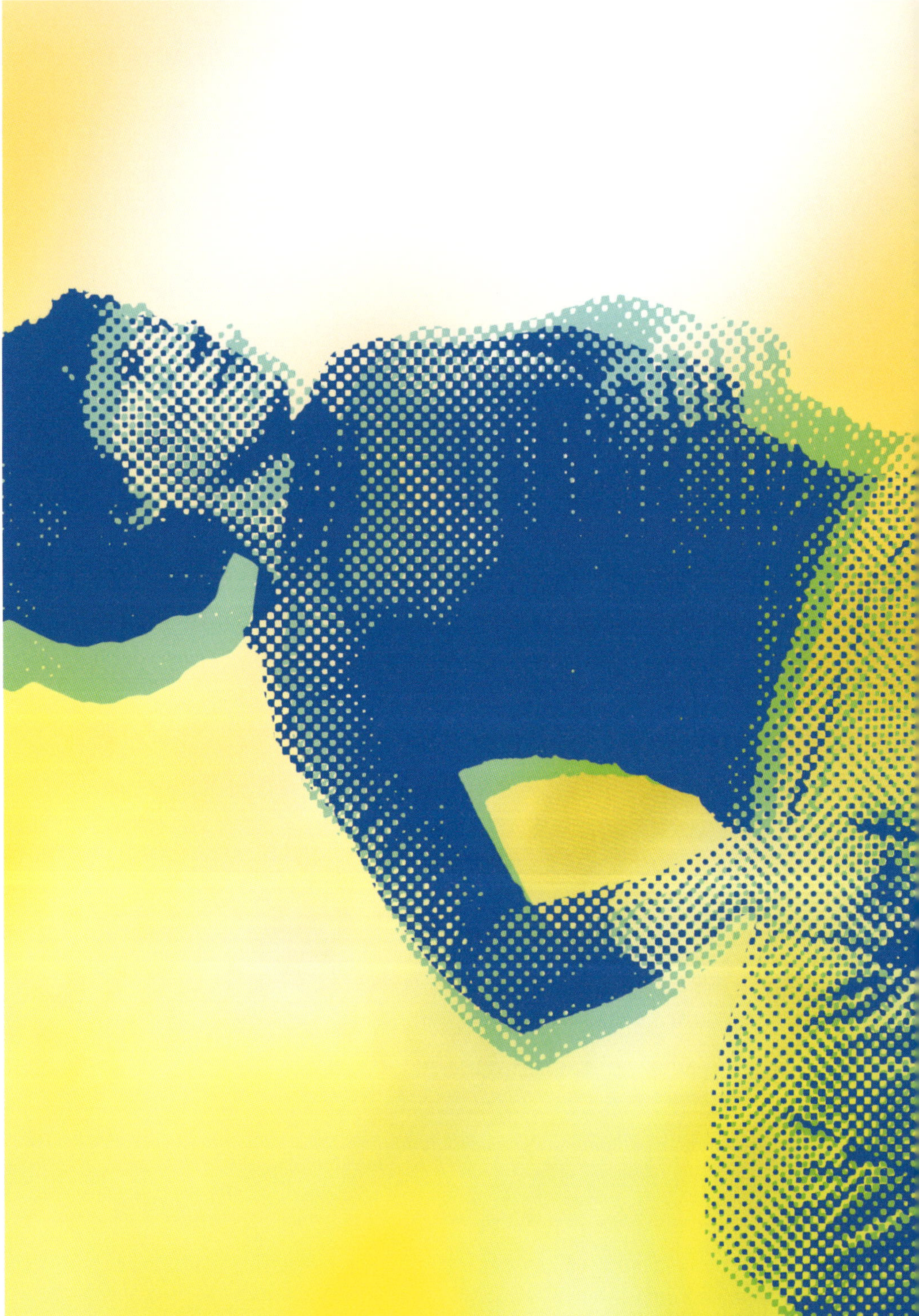

Lenden- und untere Brustwirbelsäule

Die Lendenwirbelsäule ist der mechanisch am stärksten beanspruchte Bereich der Wirbelsäule. Hier treten Bandscheibenschäden am häufigsten auf. Die Test- und Therapiebewegungen sind für Lenden- und untere Brustwirbelsäule ähnlich, deshalb werden hier beide Abschnitte gemeinsam betrachtet.

Kraft und Beweglichkeit testen

So finden Sie heraus, wie fit Ihre Beinmuskeln, wie beweglich das Nervensystem und Ihre Wirbelsäule sind.

Bandscheibenschäden treten am häufigsten im Bereich der Lendenwirbelsäule auf und dort meistens in den beiden unteren Höhen zwischen dem 4. und 5. Lendenwirbel bzw. zwischen dem 5. Lendenwirbel und dem ersten Sakralwirbel bzw. dem Kreuzbein. Bandscheibenschäden im Bereich der Brustwirbelsäule sind selten. Das hängt vermutlich mit der ausgeprägten Stabilität dieses Wirbelsäulenabschnitts zusammen. Wenn die Schmerzen im Bereich der Wirbelsäule empfunden werden, spricht man von Lumbalgie, Lumbago, Rückenschmerzen, Kreuzschmerzen oder Hexenschuss. Ausstrahlende Schmerzen werden als Ischialgie oder umgangssprachlich als „Ischias" bezeichnet.

Wie kräftig sind Ihre Beinmuskeln?

Bei Beschwerden im Bereich der Lendenwirbelsäule, der unteren Brustwirbelsäule oder im Bereich eines Beines sollte die Kraftentfaltung bestimmter Muskeln im Bein getestet werden. Die grobe Kraft können Sie beim Gehen ohne Schuhe beurteilen. Registrieren Sie in dem Dokumentationsbogen „Symptome", ob eine Kraftminderung vorhanden ist oder nicht. Im Verlauf der Behandlung sollten Sie dokumentieren, ob die Kraft gleich geblieben, besser oder schlechter geworden ist.

Im Folgenden sind die zu testenden Muskelfunktionen und die Auffälligkeiten bei einer Muskelschwäche aufgelistet.

Beckenstabilisierende Muskulatur, seitliche Hüftmuskulatur. Beim Gehen oder im Einbeinstand sinkt das Becken auf der Spielbeinseite ab oder weicht zur Standbeinseite hin aus (Model-Gang).

Kniestreckung. Schwäche und schnelle Ermüdung beim Treppensteigen, Aufrichtung aus der Hocke ist nicht oder nur schwer möglich.

Großzehenhebung. Der große Zeh wird beim Gehen nicht angehoben, beim Fersengang ist die Sehne des Großzehenhebers abgeschwächt sichtbar.

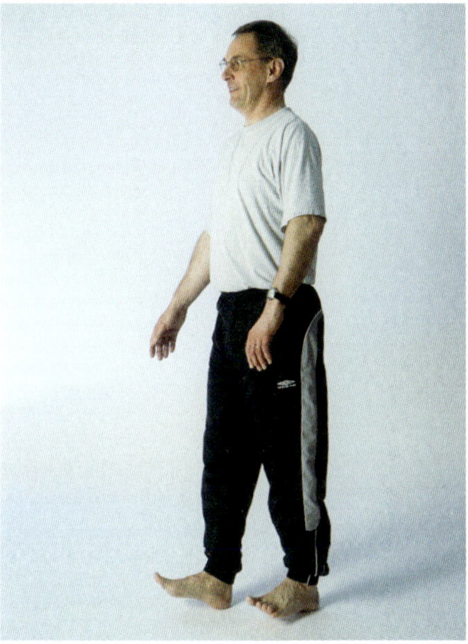

▲ Fersengang

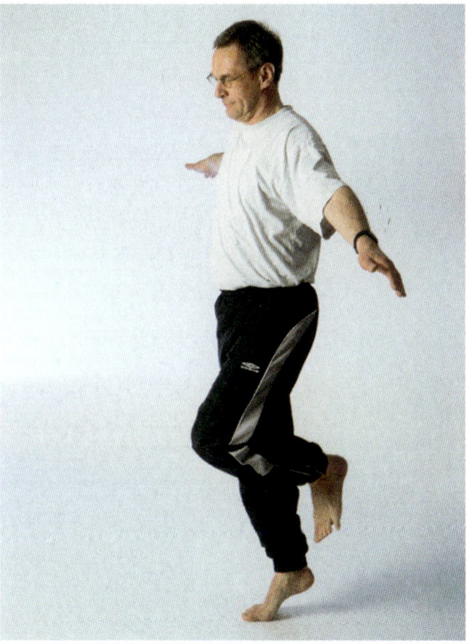

▲ Können Sie im Einbandstand zugleich die Ferse anheben?

Fußhebung. Beim Gehen mit Schuhen ist ein Geräusch durch das unkontrollierte Absinken eines Fußes hörbar; Stolpern kann ebenfalls auf eine Fußheberschwäche hinweisen; beim Fersengang kann die Fußspitze nicht angehoben werden.

Fußsenkung. Beim Gehen fehlt der Abdruck; beim Zehenspitzengang sinkt die Ferse ab; im Einbeinstand ist das Abheben der Ferse auf der betroffenen Seite vermindert oder nicht möglich.

Wie beweglich ist das Nervensystem?

Bei bestimmten Bewegungen der Beine kommen die Nervenwurzeln der Lendenwirbelsäule und der unteren Brustwirbelsäule unter Spannung. Registrieren Sie in dem Dokumentationsbogen „Symptome“, ob bei den unten beschriebenen Bewegungen die Ihnen bekannten ziehenden Schmerzen, Brennen, Stechen oder Elektrisieren in Streifen entlang des Beines oder im Rücken ausgelöst werden. Im Verlauf der Behandlung sollten Sie dokumentieren, ob die symptomfreie Beweglichkeit gleich geblieben, besser oder schlechter geworden ist.

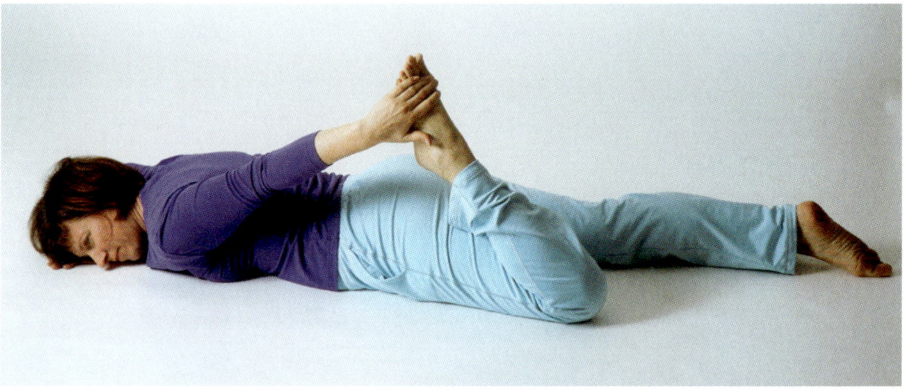

▲ Dehnungstest in Bauchlage

Dehnungstest für die Nervenwurzeln der unteren Brust- und der oberen Lendenwirbelsäule

Der Test wird in Bauchlage ausgeführt. Gehen Sie folgendermaßen vor:

- Bauchlage, die Wirbelsäule liegt gerade, ohne seitliche Krümmung
- Beine zusammen
- Kniegelenk der nicht betroffenen Seite beugen, dabei das Becken auf der Unterlage liegen lassen
- Wenn möglich den Fuß mithilfe der Hand am Knöchel bis zum Gesäß ziehen
- Unterschenkel wieder ablegen
- Mit der betroffenen Seite genauso verfahren

Normal ist ein Ziehen an der Oberschenkelvorderseite, wenn die Ferse das Gesäß berührt oder etwas früher.

Dehnungstest für die Nervenwurzeln der unteren Lendenwirbelsäule

Der Test wird in Rückenlage ausgeführt. Wenn ein Untersucher den Test durchführt, sollte er den Abstand vom Außenknöchel zur Unterlage in cm messen. Wenn Sie den Test selbstständig durchführen, gehen Sie folgendermaßen vor:

- Rückenlage, die Wirbelsäule liegt gerade, ohne seitliche Krümmung
- Beine zusammen
- Kniegelenke gestreckt
- Das Bein auf der nicht betroffenen Seite mit gestrecktem Knie so weit wie möglich anheben
- Bein wieder ablegen
- Mit dem Bein der betroffenen Seite ebenso verfahren

Normal ist ein Ziehen an der Oberschenkelrückseite und Kniekehle ab etwa 70 Grad Hüftbeugung.

Wie beweglich ist Ihre Wirbelsäule?

Um Ihre Beweglichkeit in die Beugung zu beurteilen, bestimmen Sie den Abstand der Finger vom Boden bei der Beugung im Stehen. Bei akuten und starken Schmerzen sollte auf die Beugung der Wirbelsäule allerdings verzichtet werden. Erst wenn die Schmerzen abgeklungen sind und bei Beugung keine unmittelbare Verschlimmerung zu spüren ist, sollte man den Abstand der Finger zum Boden messen. Wenn sich die mechanische Beeinträchtigung der Wirbelsäulenfunktion zurückgebildet hat, verringert sich i. d. R. der Finger-Boden-Abstand.

Finger-Boden-Abstand bestimmen

Der Finger-Boden-Abstand bei Beugung der Wirbelsäule mit gestreckten Kniegelenken ist nützlich, um die Beweglichkeit eines Menschen zu beurteilen:

- Stand
- Die Füße stehen parallel mit einer Fußbreite Abstand voneinander
- Die Kniegelenke sind gestreckt und sollen während der Bewegung gestreckt bleiben
- Beugen Sie sich so weit wie möglich nach vorne
- Die Arme hängen lotrecht
- Wenn die Ihnen bekannten Schmerzen produziert werden oder zunehmen, stoppen Sie die Bewegung

Den Abstand des Zeigefingers der rechten Hand zum Boden können Sie entweder selbst mit einem Meterstab messen oder von einem Untersucher messen lassen.

Als Kontrollmaß ist es sinnvoll, den Finger-Boden-Abstand vor der Therapie, nach 5 Tagen und dann wöchentlich zu prüfen.

Streckung und Drehung

Die Beweglichkeit der Wirbelsäule in Streckung und Drehung kann nicht gemessen werden. Führen Sie die Drehung nach rechts und links (siehe Seite 56 und 58) und

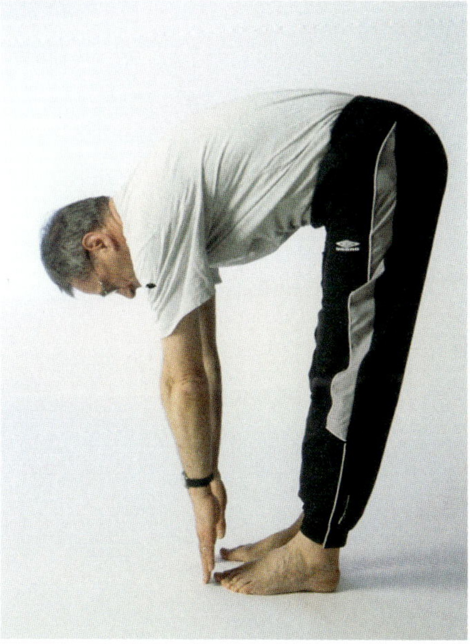

▲ Finger-Boden-Abstand bei Beugung der Wirbelsäule mit gestreckten Kniegelenken

die Streckung der Wirbelsäule (siehe Seite 55) einmal durch und beurteilen Sie, ob die Beweglichkeit gegenüber Ihrer früheren Bewegungsfähigkeit eingeschränkt und ob ein Gefühl der Steifigkeit oder Blockierung vorhanden ist oder nicht. Registrieren Sie in dem Dokumentationsbogen „Symptome", ob eine Bewegungseinschränkung vorhanden ist. Im Verlauf der Behandlung sollten Sie dokumentieren, ob die Beweglichkeit gleich geblieben, besser oder schlechter geworden ist.

Test- und Therapiebewegungen der Wirbelsäule

Die Testbewegungen dienen zunächst der Diagnostik. Bei günstiger Beeinflussung der Symptome werden sie in die Therapie aufgenommen.

Mithilfe einfacher Bewegungen der Wirbelsäule können Sie testen, wie diese Bewegungen auf Ihre Symptome wirken, und daraus auf die Beschwerdeursache schließen. Die Bewegung, die bei im Bereich der Wirbelsäule empfundenen Schmerzen zur Reduktion dieser Schmerzen führt oder bei ausstrahlenden Schmerzen dazu führt, dass sich der am weitesten von der Wirbelsäule entfernte Schmerzbereich zurückbildet, wird in den Therapieplan aufgenommen. Sobald Sie diese Bewegung gefunden haben, stoppen Sie die Tests.

Die Wirbelsäule strecken

Im Folgenden finden Sie Testbewegungen bzw. Übungen, mit denen Sie Ihre Wirbelsäule im Bereich der unteren Brustwirbelsäule und der Lendenwirbelsäule strecken.

Bauchlage

- Entspannt auf den Bauch legen
- Ruhig atmen

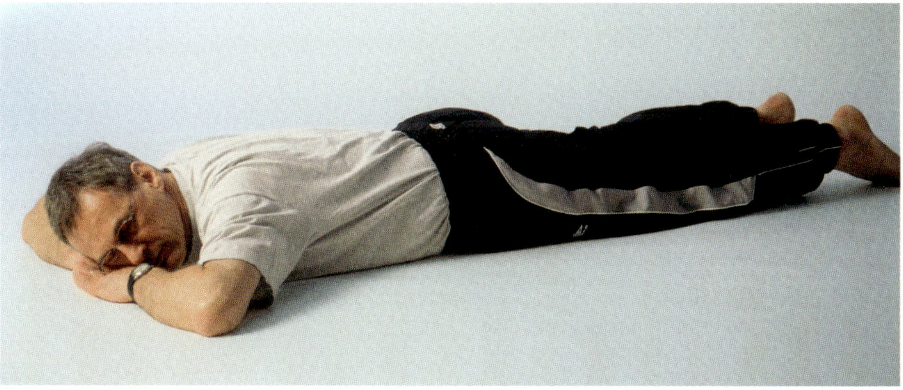

▲ Bauchlage

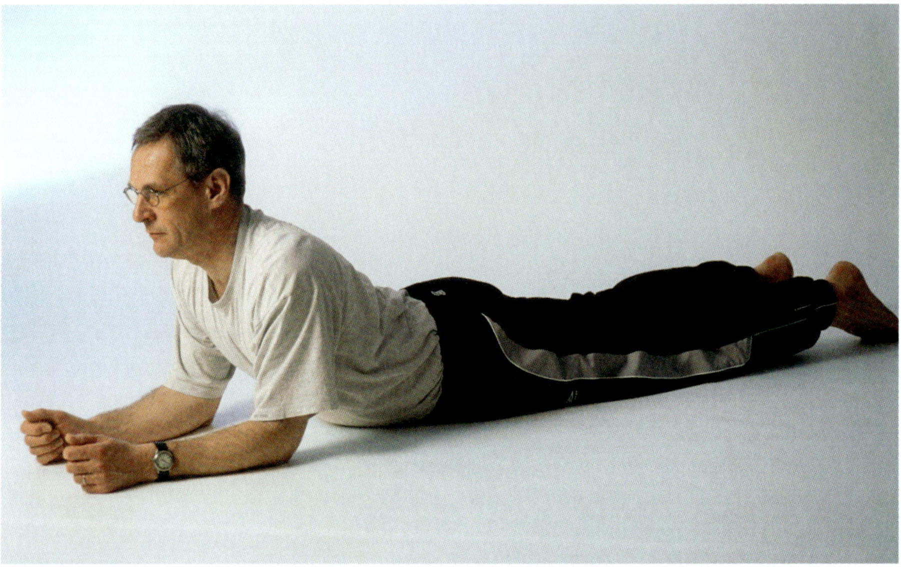

▲ Unterarmstütz

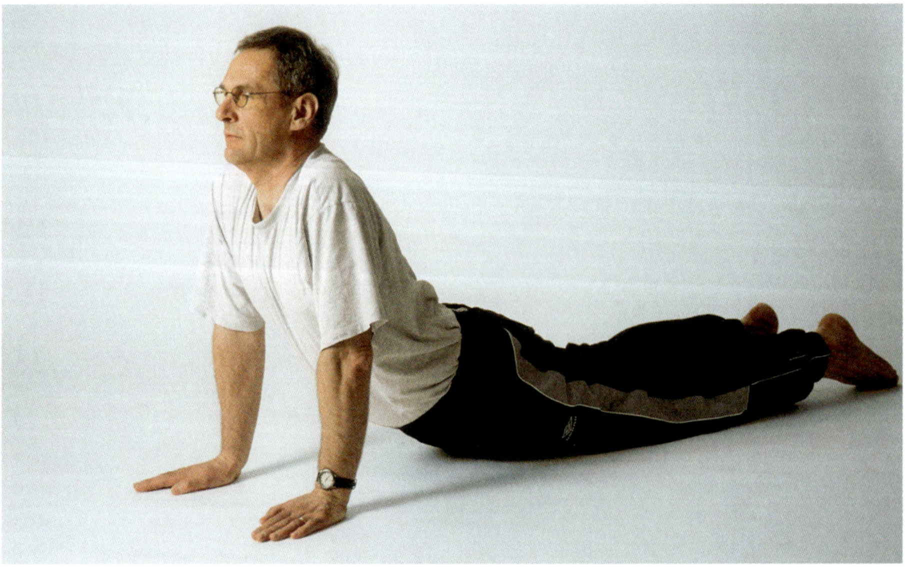

▲ Handstütz zur Streckung der Lendenwirbelsäule

Unterarmstütz

- Bauchlage
- Ellenbogen so beugen, dass sie genau unter den Schultern abgestützt werden („so wie man am Strand ein Buch liest“)
- Drei Atemzüge so verharren
- Ablegen – locker lassen
- 5–10-mal wiederholen

Handstütz zur Streckung der Lendenwirbelsäule

- Bauchlage
- Hände unter die Schultern
- Ellenbogen langsam strecken
- Rücken- und Gesäßmuskulatur locker lassen
- So weit wie möglich hochstützen
- Ablegen – locker lassen
- 5–10-mal wiederholen

Steigerung 1:

- Am Ende der Bewegung kurz verharren und tief ausatmen
- Ablegen – locker lassen
- Wiederholen

Steigerung 2:

- Den gesamten Bewegungsablauf mit gebeugten Kniegelenken durchführen

Handstütz zur Streckung der Brustwirbelsäule

- Bauchlage
- Hände vor dem Körper abstützen (je weiter vorne die Hände abgestützt werden, desto weiter oben in der Brustwirbelsäule wirkt die Streckung, je weiter Richtung Schultern die Hände abgestützt werden, desto weiter unten in der Brustwirbelsäule wirkt die Streckung)
- Ellenbogen langsam strecken
- Rücken- und Gesäßmuskulatur locker lassen
- So weit wie möglich hochstützen
- Ablegen – locker lassen
- 5–10-mal wiederholen

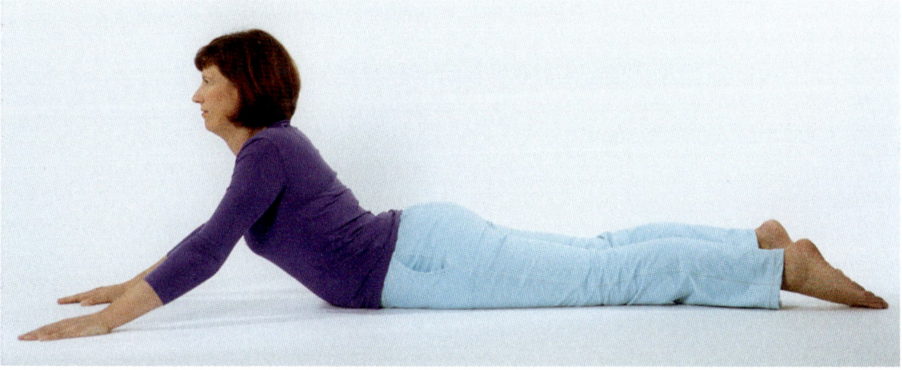

▲ Handstütz zur Streckung der Brustwirbelsäule

Bauchlage mit angebeugtem Bein

- Bauchlage
- Das Bein auf der betroffenen Seite in Hüft- und Kniegelenk seitlich neben den Körper beugen
- Kopf zur betroffenen Seite drehen
- Entspannt liegen

Wenn diese Position wohltuend ist, sollten Sie sie auch als Schlafposition nutzen.

Handstütz mit angebeugtem Bein

- Bauchlage
- Das Bein auf der betroffenen Seite in Hüft- und Kniegelenk seitlich neben den Körper beugen
- Hände in Schulterhöhe aufstützen
- Ellenbogen so strecken, dass der Schultergürtel etwas angehoben wird (das Bewegungsausmaß ist in dieser Position erheblich geringer als bei dem symmetrischen Handstütz)
- Ablegen – locker lassen
- 5–10-mal wiederholen

Die Wirbelsäule drehen

Die Drehung der Wirbelsäule in Rückenlage führt bei Bandscheibenleiden häufig zur Rückbildung der Schmerzen. Dabei ist die Drehung beider Knie zur betroffenen Seite hin in der Regel wohltuender als die Drehung zur nicht betroffenen Seite hin. Deshalb sollten Sie mit der Drehung der Knie zur schmerzhaften Seite hin beginnen.

Drehung aus Rückenlage

(siehe Abbildung auf S. 58 oben)

- Rückenlage
- Füße nacheinander aufstellen
- Kein Abstand zwischen den Füßen
- Beide Knie so weit wie möglich zu einer Seite sinken lassen, sodass eine Drehung im Rumpf entsteht
- Knie wieder zur Mitte anheben
- 5–10-mal wiederholen
- In die andere Richtung ebenso verfahren

Drehung aus Seitenlage

(siehe Abbildung auf S. 58 unten)

- Seitenlage
- Hand des oben liegenden Armes auf den Rippen ablegen
- Oberkörper und Kopf nach hinten drehen
- Wieder zur Mitte kommen
- 5–10-mal wiederholen

Diese Variante ist besonders zur Drehung in der Brustwirbelsäule geeignet.

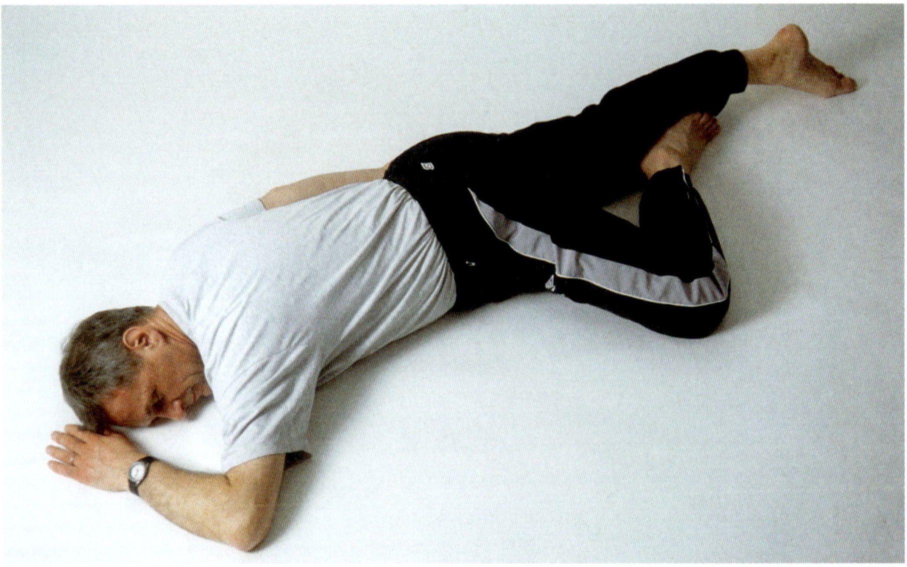

▲ Bauchlage mit angebeugtem Bein

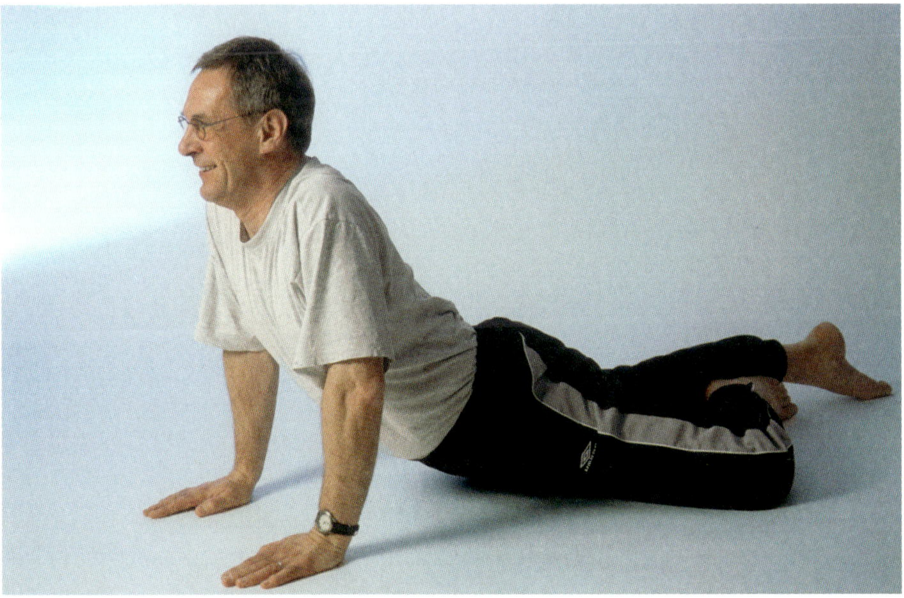

▲ Handstütz mit angebeugtem Bein

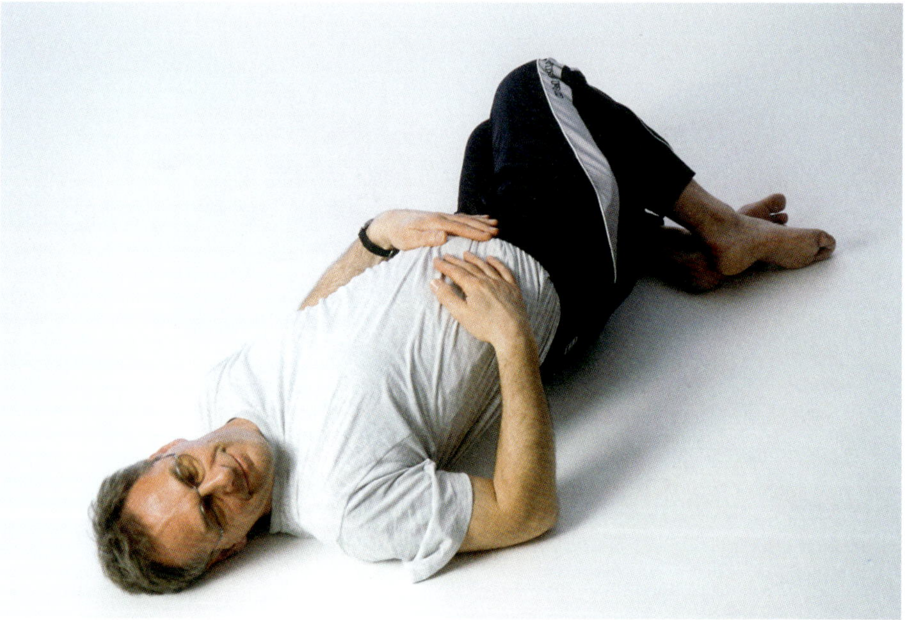

▲ Drehung aus Rückenlage

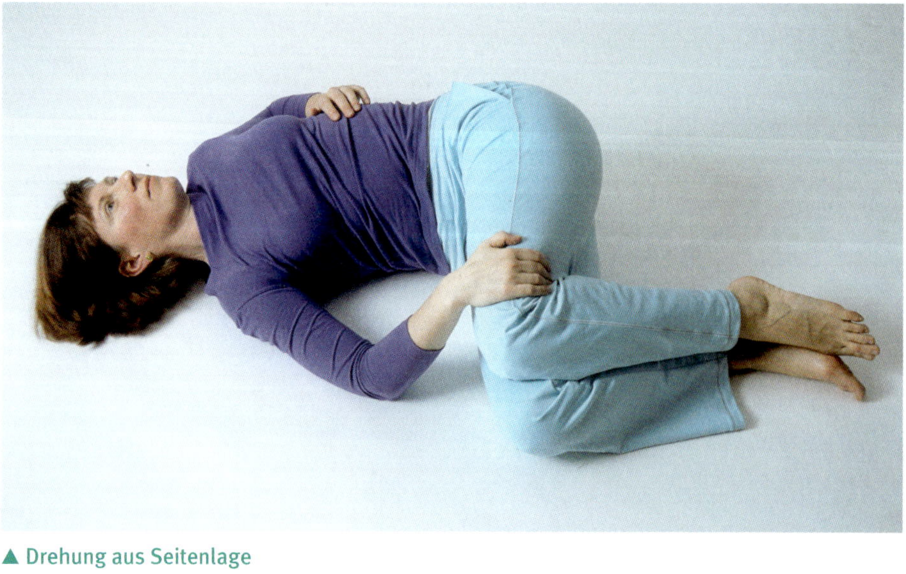

▲ Drehung aus Seitenlage

Die Wirbelsäule beugen

Bei akuten Bandscheibenleiden ist die Beugung der Wirbelsäule nur in seltenen Fällen wohltuend. Sie wird nur getestet, wenn keine andere Bewegung die Schmerzen lindert. Nach dem Testen und Üben dieser Bewegung ist es besonders wichtig zu prüfen, ob die flache Rückenlage und das Gehen nach den Bewegungen genauso gut oder besser möglich sind wie vor der Beugung. Wenn eine Verschlechterung eintritt, sollten Sie die Beugung nicht üben, auch wenn Sie während der Bewegung eine Rückbildung der Schmerzen wahrnehmen.

Testen Sie jeden Tag, ob Sie auf dem Bauch liegen können. Sobald Sie ohne Schmerzzunahme auf dem Bauch liegen können, sollten Sie das Üben der Beugung unterlassen und stattdessen die Bauchlage und die Streckung der Wirbelsäule üben.

Beugung aus Rückenlage

- Rückenlage
- Einen Fuß nach dem anderen aufstellen
- Ein Bein nach dem anderen in Richtung Bauch anheben. Dabei das Gewicht der Beine mit den Händen an den Knien abnehmen
- Die Beine mit den Händen in Richtung Bauch ziehen, dabei beugt sich die Lendenwirbelsäule
- Beine wieder so weit absenken, dass die Hände die Beine noch halten können
- 5–10-mal wiederholen

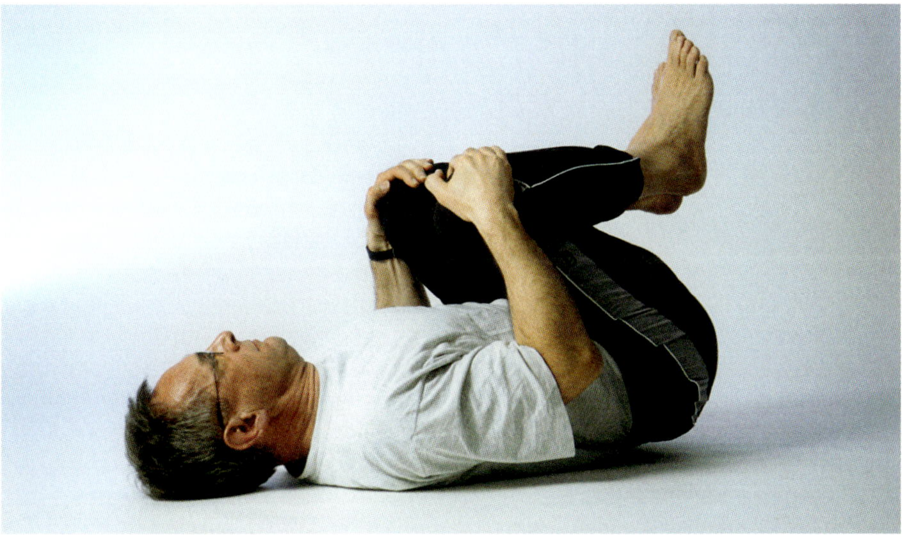

▲ Beugung aus Rückenlage

Nervenmobilisierung

Nach den Bewegungen der Wirbelsäule werden Bewegungen der Nervenbahnen in das Übungsprogramm aufgenommen.

Wenn Sie bei den Nervendehnungstests eine schmerzhafte Bewegungseinschränkung festgestellt haben, sollten Sie die Beweglichkeit des Nervensystems durch Übungen verbessern. Dabei wird in verschiedenen Intensitätsstufen geübt, bei denen mit abnehmender Empfindlichkeit und zunehmender Belastbarkeit mehr Spannung auf das Nervensystem ausgeübt wird. Grundsätzlich werden die Bewegungen zuerst mit der nicht betroffenen Seite und danach mit der betroffenen Seite durchgeführt. Üben Sie sehr sachte, um die Nerven nicht zu reizen.

Anheben des gestreckten Beines

Stufe 1 – Füße hochziehen

- Rückenlage
- Füße abwechselnd hochziehen und runterdrücken
- 10-mal wiederholen

Stufe 2 – gehen

Gehen trägt durch die abwechselnde Beinbewegung und die leichte Drehung der Wirbelsäule zur Mobilisierung des Nervensystems bei und sollte auch aus diesem Grund geübt werden. Gehen Sie zunächst öfter am Tag für 5–10 Minuten und steigern langsam die Dauer des Gehens, bis Sie mehrere Stunden gehen können.

Stufe 3 – Bein strecken

- Rückenlage
- Das betroffene Bein bleibt gestreckt liegen
- Das andere Bein in Hüfte und Knie in Richtung Bauch beugen
- Den Oberschenkel dieses Beines mit einem Handtuch oder den Händen unterstützen
- Bei diesem Bein nun langsam das Knie strecken und dabei den Oberschenkel etwas absenken. Das Knie so weit in Streckung bewegen, bis auf der Rückseite des Beines oder im Rücken ein ziehender Schmerz entsteht
- Sofort wieder zum Bauch beugen
- 3–10-mal wiederholen
- Mit dem betroffenen Bein ebenso

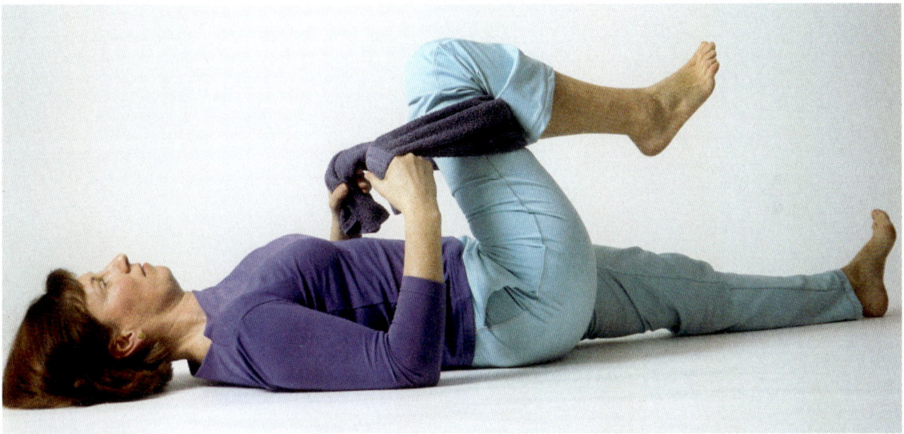

▲ Nervenmobilisierung – Knie- und Hüftgelenk beugen

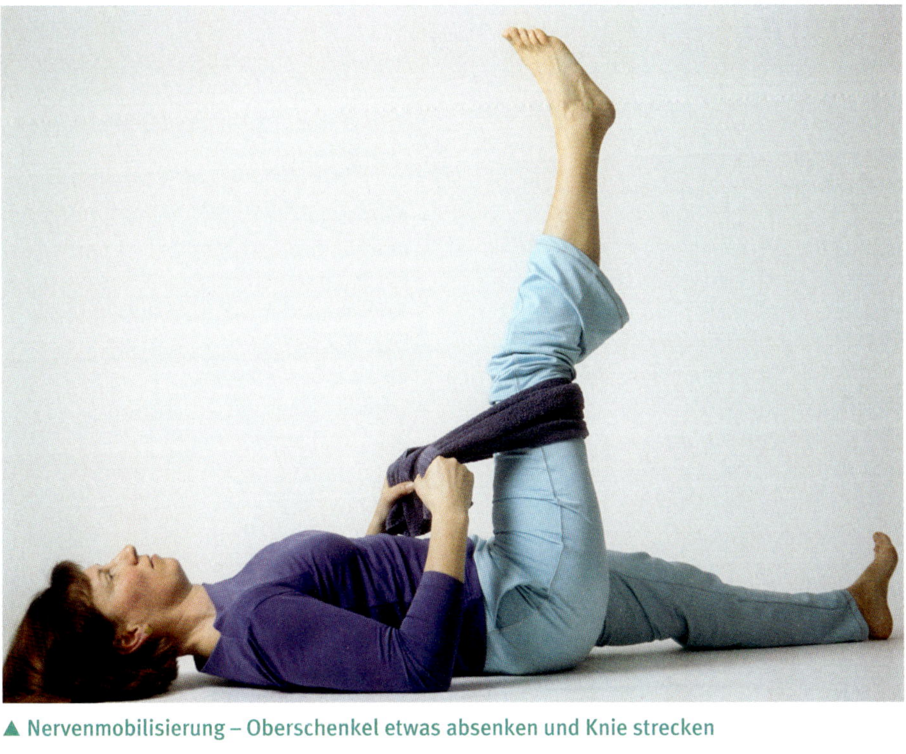

▲ Nervenmobilisierung – Oberschenkel etwas absenken und Knie strecken

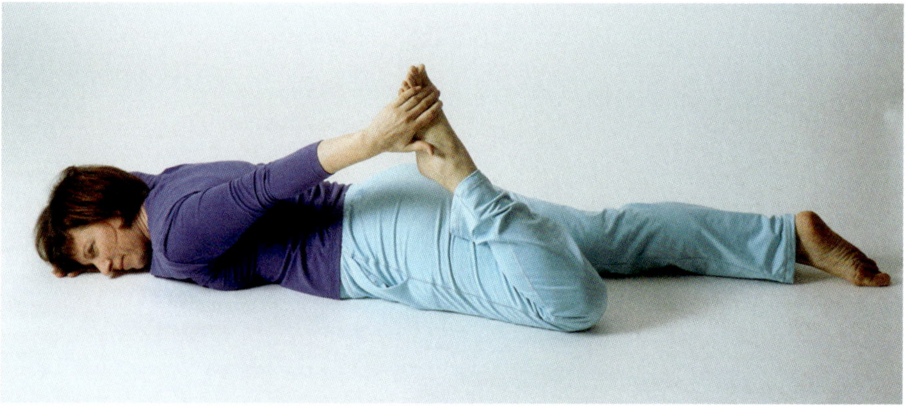

▲ Kniebeugung in Bauchlage

Kniebeugung in Bauchlage

Stufe 1 – nur aktiv

- Bauchlage, die Wirbelsäule liegt gerade, ohne seitliche Krümmung
- Ein Kniegelenk beugen, dabei das Becken auf der Unterlage liegen lassen
- Unterschenkel wieder ablegen
- 3–10-mal wiederholen
- Mit dem betroffenen Bein ebenso verfahren

Stufe 2 – mit passiver Unterstützung

- Bauchlage, die Wirbelsäule liegt gerade, ohne seitliche Krümmung
- Ein Kniegelenk beugen, dabei das Becken auf der Unterlage liegen lassen
- Den Fuß mithilfe der Hand am Knöchel bis zum Gesäß ziehen
- Unterschenkel wieder ablegen
- 3–10-mal wiederholen
- Mit dem betroffenen Bein ebenso verfahren

Die Beinmuskeln kräftigen

Bei einem Bandscheibenvorfall kann es zu Lähmungen der Muskulatur kommen, insbesondere der Fuß- und Zehenheber und der Fußsenker.

Zunächst können Sie die durch eine Nervenwurzelkompression geschwächte Muskulatur beim Gehen aktivieren. Sobald Sie gehen können, ohne dass Ihre Schmerzen zunehmen, sollten Sie die Dauer langsam steigern. Gehen Sie zunächst mehrmals am Tag für ca. 15 Minuten und steigern Sie dann täglich oder alle zwei Tage. Gehen Sie ruhig 1 bis 2 Stunden am Stück, wenn Sie dabei keine Schmerzen entwickeln. Wenn Sie Muskelkater bekommen, sollten Sie am nächsten Tag die Gehdauer reduzieren und, sobald sich der Muskelkater zurückgebildet hat, wieder steigern. Zur zusätzlichen Kräftigung geschwächter Muskulatur sollten Sie dieselben Bewegungsabläufe wiederholt üben, die Sie zum Testen der Kraft nutzen.

Ein intensives Kräftigungsprogramm sollten Sie erst in der Phase der Wiederherstellung normaler Belastbarkeit aufnehmen.

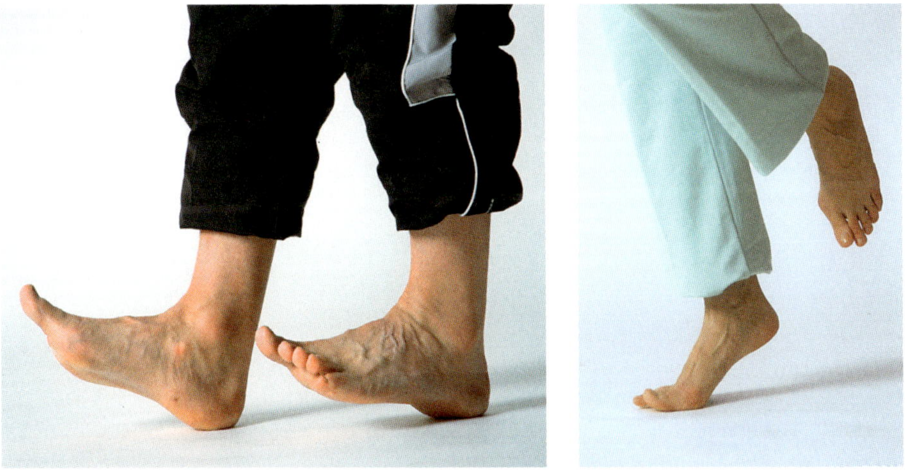

▲ Fersengang und Zehenstand zur Kräftigung der Beinmuskulatur

Übungspläne

Als Orientierungshilfe stellen wir hier die Übungen im zeitlichen Verlauf kurz dar. Bei kompliziertem Verlauf kann die Dauer der Genesung erheblich von dem hier dargestellten Plan abweichen. Richten Sie sich bei der Gestaltung Ihres Übungsplans immer nach Ihren Symptomen und nicht nach zeitlichen Vorgaben.

Übungsplan bei Rückenschmerzen

Alltägliche Handlungen und die Arbeit können mit Rückenschmerzen in der Regel fortgeführt werden. Sie sollten jedoch nicht schwer heben. Eine gebeugte Haltung – einschließlich Sitzen – sollten Sie jede Stunde einmal unterbrechen. Zwei Übungseinheiten, morgens vor der Arbeit und abends nach der Arbeit, sind in jedem Fall möglich.

Fünf Tage nach Beginn des hier dargestellten Übungsprogramms umfasst ihr Plan folgende Übungen, die Sie 2–4-mal täglich mit jeweils 10 Wiederholungen durchführen sollten:

- Handstütz aus Bauchlage (siehe Seite 55)

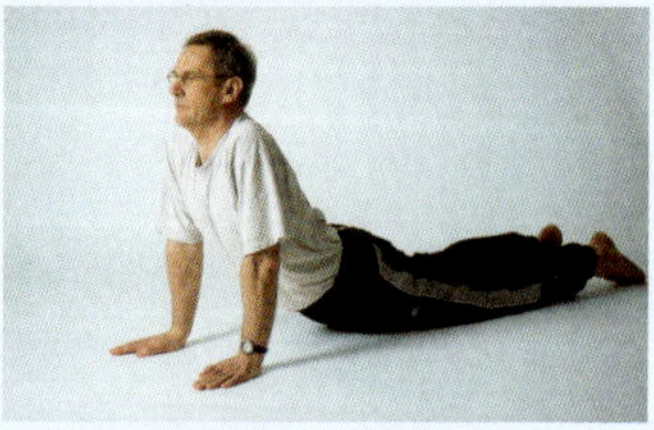

- Drehung der Wirbelsäule zur einen und zur anderen Seite (siehe Seite 58)
- Zusätzlich sollten Sie täglich 30 Minuten gehen.

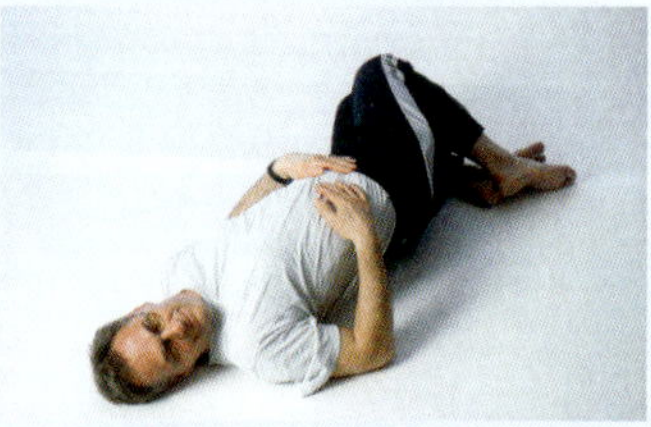

Falls Sie Schmerzmittel eingenommen haben, sollten diese nach 4 Tagen morgens und nach 5 Tagen ganz abgesetzt werden. Ab dem 6. Tag können Sie das im Kapitel „So steigern Sie Ihre Fitness“ beschriebene Trainingsprogramm beginnen.

Übungsplan bei ausstrahlenden Schmerzen

Ausstrahlende Schmerzen führen in der Regel zur Arbeitsunfähigkeit. Wenn die Schmerzen bis in ein Bein ausstrahlen und bildgebend ein Bandscheibenvorfall nachgewiesen wurde, kann eine stationäre Behandlung sinnvoll sein. Die Einnahme von Medikamenten, die entzündungshemmend und schmerzlindernd wirken, z. B. 2-mal täglich 75 mg Diclofenac, ist empfehlenswert.

Fünf Tage nach Beginn des hier dargestellten Übungsprogramms umfasst Ihr Plan folgende Übungen, die Sie jede Stunde, also ca. 10-mal täglich mit 10 Wiederholungen, durchführen sollten:

- Handstütz aus Bauchlage (siehe Seite 55)

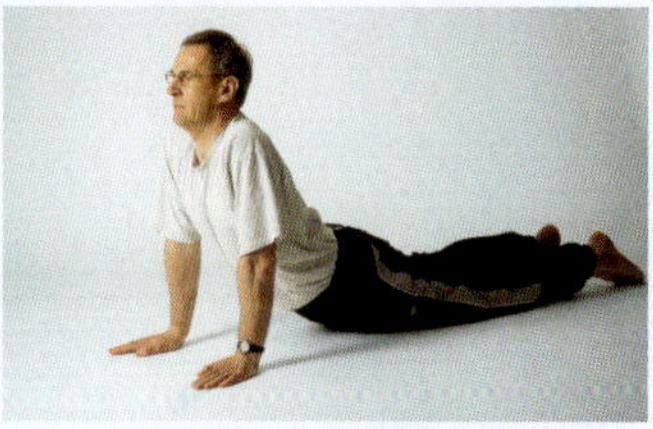

- Drehung der Wirbelsäule zur betroffenen und zur nicht betroffenen Seite (siehe Seite 58)
- ggf. gelähmte Muskulatur aktivieren

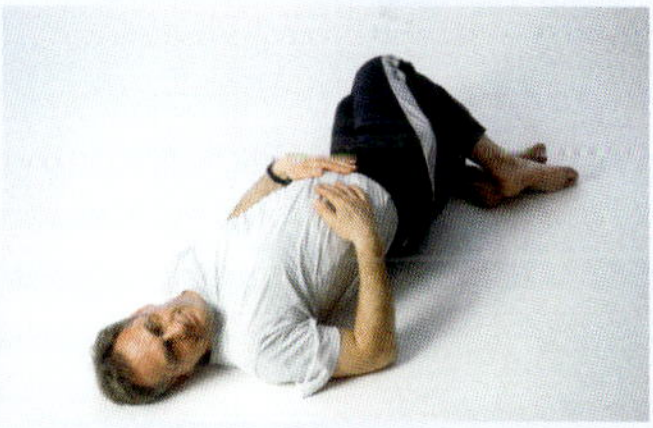

- Beinbewegungen zur Nervenmobilisierung (siehe Seite 61 oben) sollten Sie 5- bis 10-mal täglich mit 5 Wiederholungen üben
- Zusätzlich sollten Sie 2-mal am Tag 30 Minuten, besser 60 Minuten, gehen.

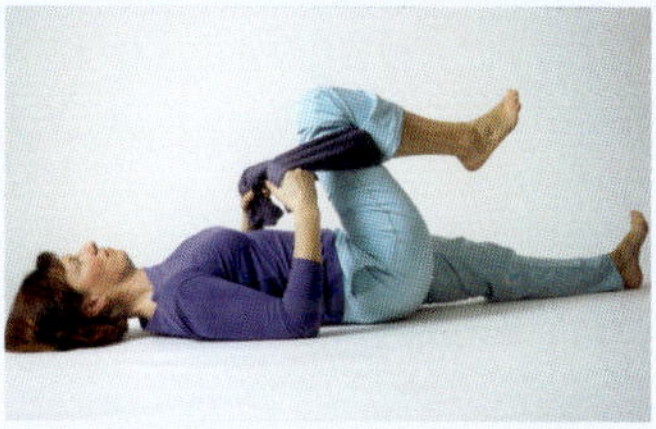

Nach 5 Tagen können bei überwiegender Schmerzfreiheit die Medikamente morgens abgesetzt werden. Wenn dadurch keine Schmerzzunahme eintritt, können die Medikamente ein bis zwei Tage später ganz abgesetzt werden.

Nach Wiederaufnahme der Arbeit, ab 14 Tage nach Beginn des Übungsprogramms, können Sie das Training wie im Kapitel „So steigern Sie Ihre Fitness“ beschrieben, schrittweise aufnehmen. Gleichzeitig sollten Sie die Übungsfrequenz auf 2 bis 3 Übungseinheiten am Tag reduzieren.

Wenn eine Operation notwendig war

Sie können die Folgen einer Operation selbst steuern, indem Sie die Verhaltensregeln für alltägliche Handlungen so genau wie möglich einhalten und einige grundlegende Hinweise beachten.

Halten Sie nach der Operation die in der Tabelle auf Seite 39 beschriebenen Verhaltensregeln für alltägliche Handlungen ein. Kommen Sie von der Rückenlage über die Seitenlage zum Sitz hoch und legen Sie sich ebenso vom Sitz über die Seitenlage auf den Rücken. Beugen Sie die Wirbelsäule nicht. Bewegen Sie in den ersten postoperativen Tagen, falls Sie viel Zeit im Liegen verbringen, mindestens eine Minute lang pro Stunde die Füße nach oben und unten. Dabei soll jeweils kräftige Muskelspannung, besonders in der Wadenmuskulatur, aufgebaut werden, um den venösen Rückfluss zu gewährleisten und der Bildung eines Blutgerinnsels (Thrombose) vorzubeugen.

Zur Verbesserung des venösen Rückflusses, als Kreislauftraining und zur Aktivierung der Rumpfmuskulatur sollten Sie ab dem ersten postoperativen Tag isometrische Spannungsübungen (Stemmübungen) durchführen. Üben Sie jede Stunde mit 5 bis 10 Wiederholungen.

Einfache Stemmübung in Rückenlage

Stufe 1 – beinbetont

- Flache Rückenlage
- Füße aufstellen, sodass die Hüftgelenke etwa 30 Grad gebeugt sind
- Fußspitzen so weit wie möglich hochziehen
- Füße gegen einen gedachten Widerstand schräg in Richtung Boden und Fußende stemmen. Dabei die Beine nicht bewegen
- Kopf gleichzeitig in Richtung Kopfende schieben
- Die Muskelspannung überträgt sich auf die Rumpfmuskulatur, die Wirbelsäule wird gestreckt
- Spannung während 2 Atemzügen halten
- Loslassen – 2 Atemzüge entspannen – 5–10-mal wiederholen

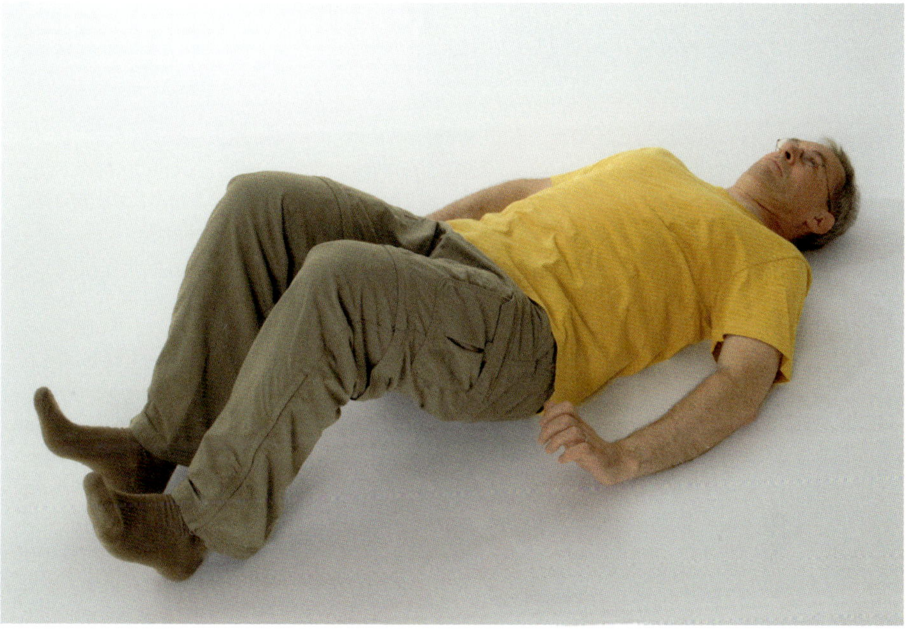

▲ Stemmübung in Rückenlage

Stufe 2 – armbetont

- Flache Rückenlage
- Arme gestreckt auf das Bett legen
- In den Schultergelenken nach innen drehen, die Handflächen liegen auf dem Bett
- Hände im Handgelenk anheben
- Gestreckte Arme auf das Bett drücken
- Hände Richtung Fußende schieben
- Kopf gleichzeitig zum Kopfende hin schieben. Die Muskelspannung überträgt sich auf die Rumpfmuskulatur, die Wirbelsäule wird gestreckt
- Spannung während 2 Atemzügen halten
- Loslassen – 2 Atemzüge entspannen – 5–10-mal wiederholen

Stufe 3 – Stemmen mit Beinen und Armen

- Die oben beschriebenen Bewegungsabläufe miteinander kombinieren und gleichzeitig ausführen
- Spannung während 2 Atemzügen halten
- Loslassen – 2 Atemzüge entspannen – 5–10-mal wiederholen

Übungsplan nach der Operation

Ab dem sechsten postoperativen Tag verläuft der Übungsplan symptomorientiert nach denselben Gesichtspunkten und mit denselben Übungen wie die konservative Therapie. Bei einem komplikationslosen Verlauf kann jeden Tag eine Übung ergänzt werden. Die Übungen werden mit 5–10 Wiederholungen alle 2 Stunden oder stündlich ausgeführt.

1. Tag:
Stemmen in Rückenlage, Fußbewegungen, 5-mal und mehr in Begleitung aufstehen und einige Meter gehen.

2. Tag:
Streckung und Beugung der Lendenwirbelsäule mit kleinem Bewegungsausmaß in Seitenlage ergänzen, Bauchlage mehrmals am Tag, am besten stündlich.

3. Tag:
Gehstrecke und Häufigkeit des Gehens auf 5-mal 15 Minuten am Tag steigern, Unterarmstütz ergänzen.

4. Tag:
Unterarmstütz durch Hochstützen aus Bauchlage ersetzen, Gehen weiter steigern, ggf. gelähmte Muskulatur gezielt aktivieren, Fußbewegungen im Liegen und kleine Bewegungen der Lendenwirbelsäule in Seitenlage können weggelassen werden.

5. Tag:
Eventuell Medikamente reduzieren, dann keine Übung ändern.

6. Tag:
Beinbewegungen zur Nervenmobilisierung ergänzen, 3-mal 3 Wiederholungen am Tag.

7. Tag:
Drehung der aufgestellten Beine zur betroffenen Seite ergänzen.

8. Tag:
Drehung der aufgestellten Beine zur nicht betroffenen Seite ergänzen.

9. Tag:
Stabilisierende Übungen für die Wirbelsäule wie z. B. Wippen, Kniebeugen und Alltagsaktivitäten wie Sitzen ergänzen (siehe Seite 92).

10. Tag:
Die Wundheilung ist so weit abgeschlossen, dass die Fäden gezogen werden können. Das im Kapitel „So steigern Sie Ihre Fitness“ beschriebene Training kann schrittweise durchgeführt werden.

14. Tag:
Aufnahme der normalen Aktivitäten des täglichen Lebens einschließlich der Arbeit, eine Reduktion der Übungshäufigkeit auf 2–3 Einheiten pro Tag ist realistisch.

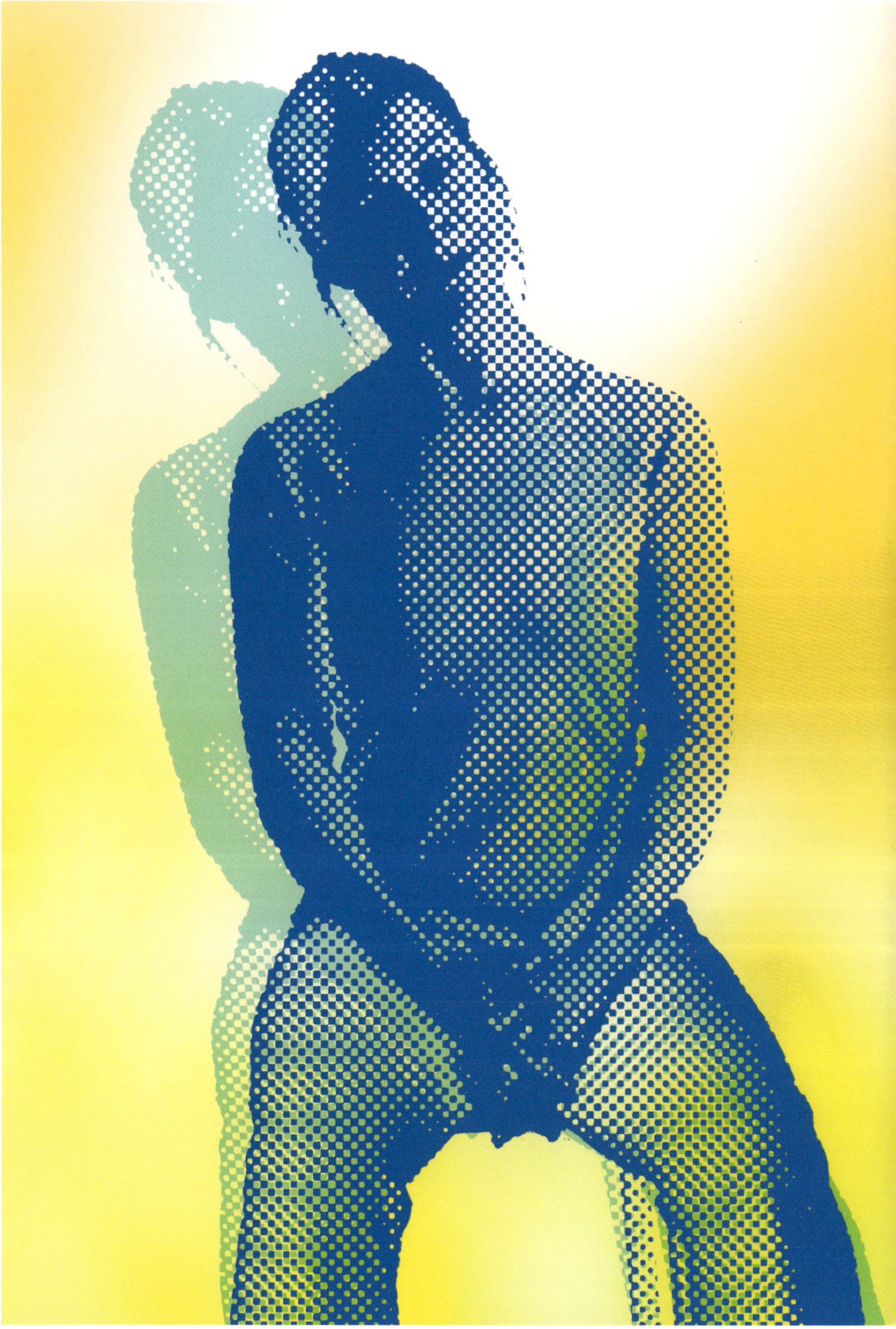

Hals- und obere Brustwirbelsäule

Die Übungen zur Linderung von Beschwerden, die im Bereich der Halswirbelsäule ausgelöst werden, sind ähnlich wie die für die obere Brustwirbelsäule. Deshalb werden beide Abschnitte hier gemeinsam betrachtet.

Kraft und Beweglichkeit testen

Bandscheibenschäden der Halswirbelsäule treten am häufigsten zwischen dem 5. und 6. und zwischen dem 6. und 7. Halswirbel auf. Bei Schmerzen im Bereich des Nackens spricht man von Nackenschmerzen oder Zervikalgie. In den Arm ausstrahlende Schmerzen werden als Brachialgie bezeichnet. Brachiozervikalgie bedeutet: Nackenschmerz kombiniert mit Schulter- und Armschmerz.

Wie kräftig sind Ihre Armmuskeln?

Bei Beschwerden im Bereich der Halswirbelsäule, der oberen Brustwirbelsäule oder im Bereich eines Armes wird die Kraftentfaltung bestimmter Muskeln im Arm getestet. Der bei komplizierten Bewegungen bevorzugte Arm, meist der rechte, ist normalerweise etwas kräftiger und geschickter. Dies muss beim Seitenvergleich berücksichtigt werden. Registrieren Sie in dem Dokumentationsbogen „Symptome", ob eine Kraftminderung vorhanden ist oder nicht. Im Verlauf der Behandlung sollten Sie dokumentieren, ob die Kraft gleich geblieben, besser oder schlechter geworden ist.

Die im Folgenden beschriebenen Testbewegungen können Sie bei normaler Kraft mühelos ausführen. Für die ersten 3 Muskelfunktionstests nehmen Sie in jede Hand eine 1-kg-Hantel oder eine volle 1-l-Kunststoffflasche.

Abspreizen des Oberarmes vom Körper

Nehmen Sie in jede Hand ein ca. 1 kg schweres Gewicht

- Aufrechter Stand, die Arme hängen lassen
- Ellenbogen strecken
- Gestreckte Arme 90 Grad zur Seite anheben, dabei werden die Schultern nicht zum Ohr bewegt
- Arme wieder absenken
- 5-mal wiederholen

Ellenbogenbeugung

Nehmen Sie in jede Hand ein ca. 1 kg schweres Gewicht

- Aufrechter Stand, die Arme hängen lassen
- Ellenbogen strecken
- Ellenbogen beugen, bis die Hände bzw. die Gewichte die Schultern berühren

- Hände langsam wieder in die Streckung nach unten sinken lassen
- 5-mal wiederholen

Ellenbogenstreckung

Nehmen Sie in jede Hand ein ca. 1 kg schweres Gewicht
- Aufrechter Stand, die Arme hängen lassen
- Arme zur Decke strecken, dabei berühren die Oberarme die Ohren
- Unterarme aus dieser Haltung nach hinten absenken, die Ellenbogen beugen
- Ellenbogen wieder strecken, dabei bleiben die Oberarme an den Ohren
- 5-mal wiederholen

Fingerspreizung

- Stecken Sie jede Hand in einen elastischen Strumpf
- Finger spreizen und schließen, 5-mal wiederholen

Wie beweglich ist das Nervensystem?

Bei bestimmten Bewegungen der Arme kommen die Nervenwurzeln der Halswirbelsäule und der oberen Brustwirbelsäule unter Spannung. Registrieren Sie in dem Dokumentationsbogen „Symptome", ob bei den unten beschriebenen Bewegungen die Ihnen bekannten ziehenden Schmerzen, Brennen, Stechen oder Elektrisieren in Streifen entlang des Armes oder im Nacken ausgelöst werden. Im Verlauf der Behandlung sollten Sie dokumentieren, ob die symptomfreie Beweglichkeit gleich geblieben, besser oder schlechter geworden ist.

Dehnungstest für die Nervenwurzeln der Hals- und oberen Brustwirbelsäule

Der Test kann selbstständig im Sitz oder Stand oder durch einen Untersucher in Rückenlage durchgeführt werden. Wichtig ist, dass Sie die einzelnen Bewegungskomponenten zusammensetzen. Gehen Sie folgendermaßen vor:
- Aufrechter Sitz oder Stand
- Arme hängen lassen
- Ellenbogen der nicht betroffenen Seite beugen
- Finger strecken
- Handrücken Richtung Unterarm bewegen
- Fingerspitzen vom Körper weg drehen
- Mit der anderen Hand die Schulter nach unten in Richtung Gesäß schieben
- Arm zur Seite strecken, dabei bleiben die Finger gestreckt und der Handrücken zum Unterarm gezogen
- Mit dem anderen Arm ebenso verfahren

Normal ist, wenn Sie bei gestrecktem oder nahezu gestrecktem Ellenbogen ein Ziehen im Mittel- und Ringfinger wahrnehmen.

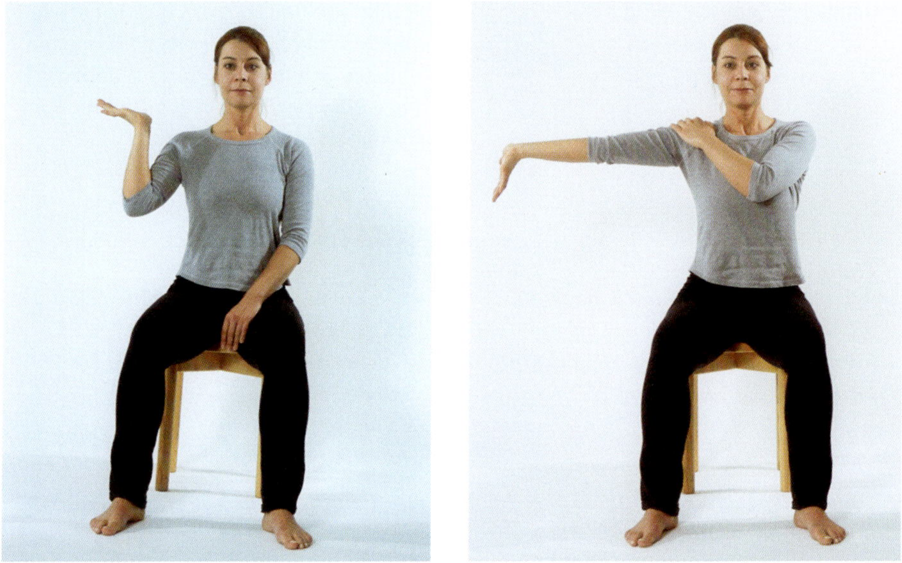

▲ Dehnungstest für die Nervenwurzeln

Wie beweglich ist Ihre Wirbelsäule?

Zur Beurteilung der Beweglichkeit führen Sie alle auf den folgenden Seiten beschriebenen Bewegungen der Halswirbelsäule einmal durch und dokumentieren, ob die Beweglichkeit gegenüber Ihrer früheren Bewegungsfähigkeit eingeschränkt ist und ob ein Gefühl der Steifigkeit oder Blockierung vorhanden ist oder nicht. Registrieren Sie in dem Dokumentationsbogen „Symptome“, ob eine Bewegungseinschränkung vorhanden ist oder nicht. Im Verlauf der Behandlung sollten Sie dokumentieren, ob die Beweglichkeit gleich geblieben, besser oder schlechter geworden ist.

Test- und Therapiebewegungen der Wirbelsäule

Die Testbewegungen dienen zunächst der Diagnostik. Bei günstiger Beeinflussung der Symptome werden sie in die Therapie aufgenommen.

Mithilfe einfacher Bewegungen der Hals- und oberen Brustwirbelsäule können Sie im Sitzen testen, wie diese Bewegungen auf Ihre Symptome wirken und daraus auf die Beschwerdeursache schließen. Die Bewegung, die bei im Bereich der Wirbelsäule empfundenen Schmerzen zur Reduktion dieser Schmerzen führt oder bei ausstrahlenden Schmerzen dazu führt, dass sich der am weitesten von der Wirbelsäule entfernte Schmerzbereich zurückbildet, wird in den Therapieplan aufgenommen. Sobald Sie diese Bewegung gefunden haben, stoppen Sie die Tests.

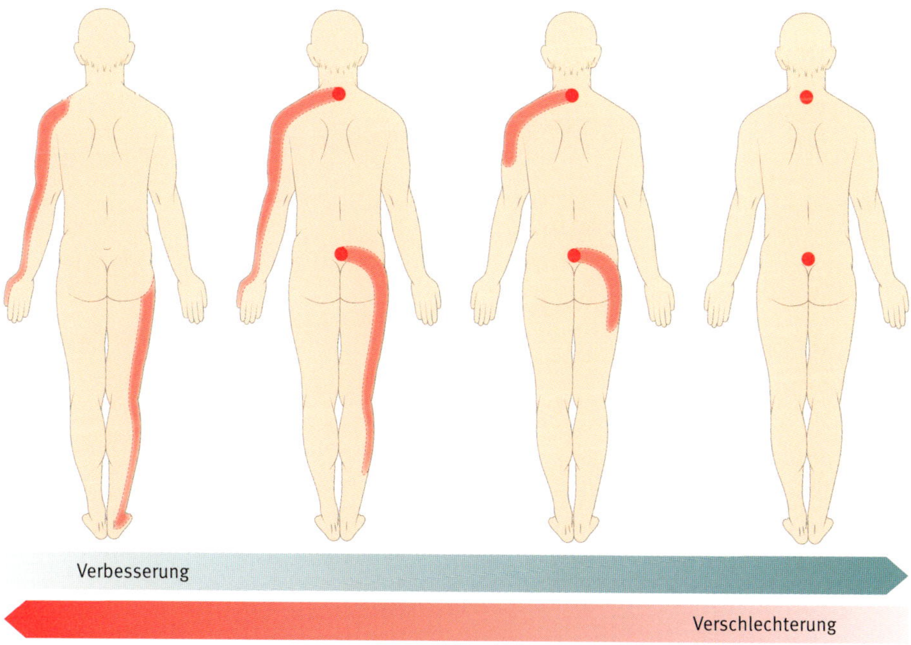

▲ Veränderung der Schmerzausstrahlung (gestrichelt) bei Besserung und Verschlechterung

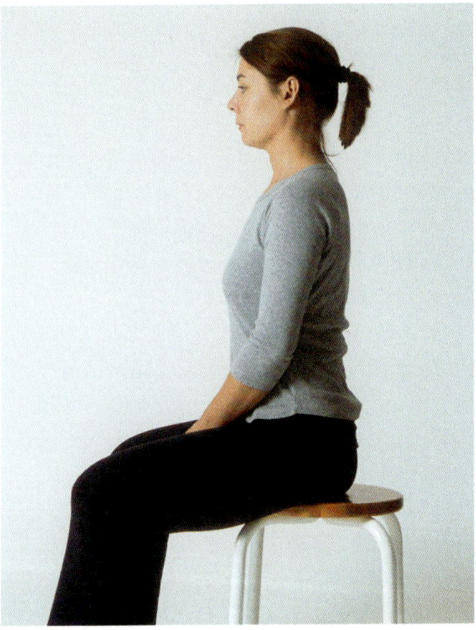

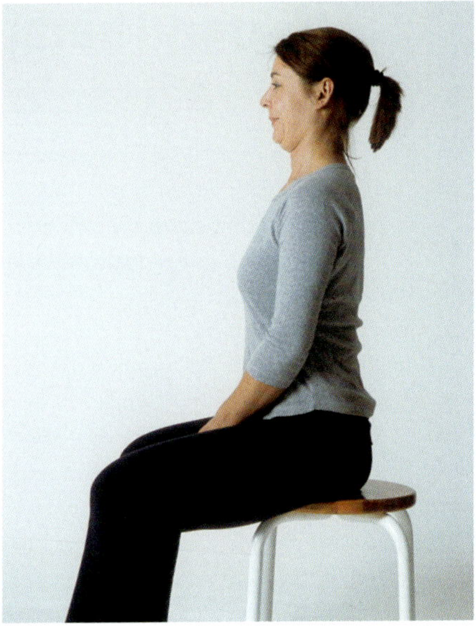

▲ Aufrichtung der Wirbelsäule und Rückbewegung des Kopfes

Die Wirbelsäule strecken

Im Folgenden finden Sie Testbewegungen bzw. Übungen, mit denen Sie Ihre Wirbelsäule im Bereich der oberen Brustwirbelsäule und der Halswirbelsäule strecken können.

Aufrichtung der Wirbelsäule und Rückbewegung des Kopfes

- Aufrechter Sitz
- Kopf nach hinten bewegen, während der Unterkiefer etwa parallel zum Boden positioniert wird
- Am Kehlkopf wird ein leichter Druck spürbar, ein „Doppelkinn" wird sichtbar
- Locker lassen
- 5–10-mal wiederholen

Streckung

- Aufrechter Sitz
- Kopf nach hinten bewegen, während der Unterkiefer etwa parallel zum Boden positioniert wird
- Hinterkopf im großen Bogen so rückenwärts bewegen, dass das Gesicht zur Decke zeigt
- In die Ausgangsposition zurückbewegen
- 5–10-mal wiederholen

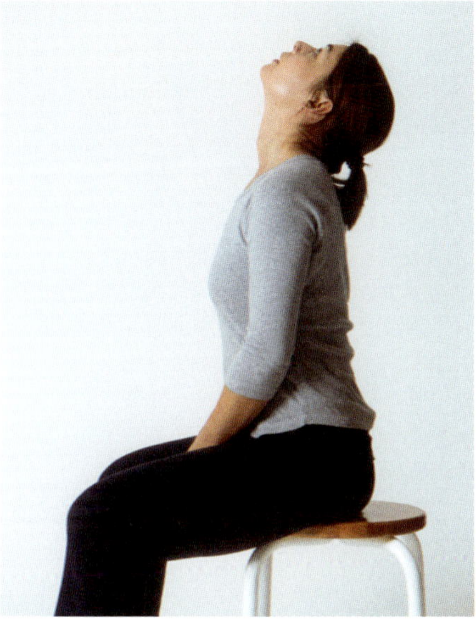

▲ Streckung der Halswirbelsäule

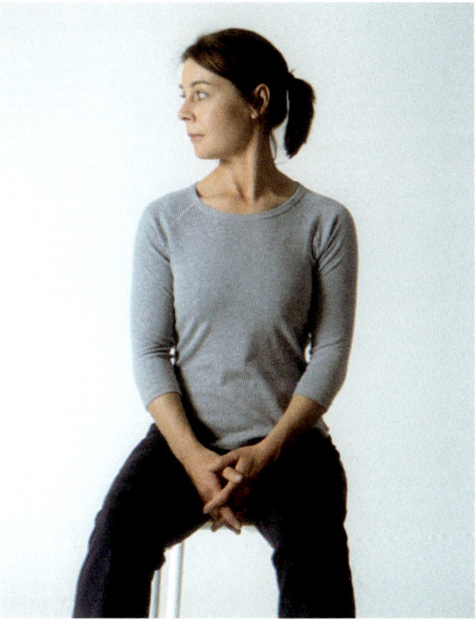

▲ Drehung der Halswirbelsäule

Die Wirbelsäule drehen

Die Drehung des Kopfes zur betroffenen Seite hin führt häufiger zu einer günstigen Beeinflussung der Schmerzen als die Drehung zur nicht betroffenen Seite hin. Deshalb sollten Sie mit der Drehung des Kopfes zur schmerzhaften Seite hin beginnen.

Drehung

- Aufrechter Sitz
- Kopf nach hinten bewegen, während der Unterkiefer etwa parallel zum Boden positioniert wird
- Kopf drehen
- In die Ausgangsposition zurückbewegen
- 5–10-mal wiederholen
- In die andere Richtung ebenso verfahren

Den Kopf zur Seite neigen

Die Seitneigung des Kopfes zur betroffenen Seite hin führt häufiger zu einer günstigen Beeinflussung der Schmerzen als die Seitneigung zur nicht betroffenen Seite hin. Deshalb sollten Sie mit der Seitneigung des Kopfes zur schmerzhaften Seite hin beginnen.

Seitneigung

- Aufrechter Sitz
- Kopf nach hinten bewegen, während der Unterkiefer etwa parallel zum Boden positioniert wird
- Kopf zur Seite neigen, dabei bleibt das Gesicht nach vorne ausgerichtet
- In die Ausgangsposition zurückbewegen
- 5–10-mal wiederholen
- Zur anderen Seite ebenso verfahren

Die Wirbelsäule beugen

Bei akuten Bandscheibenleiden ist die Beugung der Wirbelsäule nur selten wohltuend. Sie wird nur getestet, wenn keine andere Bewegung die Schmerzen lindert. Nach dem Testen und Üben dieser Bewegung ist es besonders wichtig zu prüfen, ob die aufrechte Haltung nach den Bewegungen genauso gut oder besser möglich ist wie vor der Beugung. Wenn eine Verschlechterung eintritt, sollten Sie die Beugung nicht üben, auch wenn die Schmerzen während der Bewegung zurückgehen. Testen Sie täglich die Aufrichtung und Rückbewegung des Kopfes sowie die Streckung der Halswirbelsäule. Sobald Sie diese Bewegungen ohne Schmerzzunahme ausführen können, sollten Sie die Beugung unterlassen und stattdessen die Streckung üben.

Beugung

- Aufrechter Sitz
- Kinn in Richtung Brustbein bewegen
- In die Ausgangsposition zurückbewegen
- 5–10-mal wiederholen

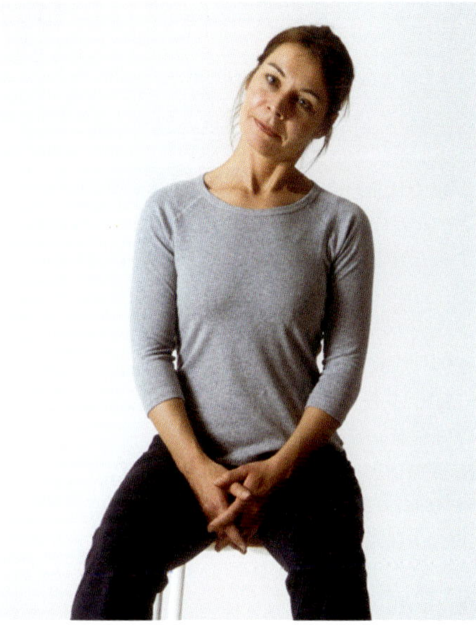

▲ Den Kopf zur Seite neigen

▼ Beugung der Halswirbelsäule

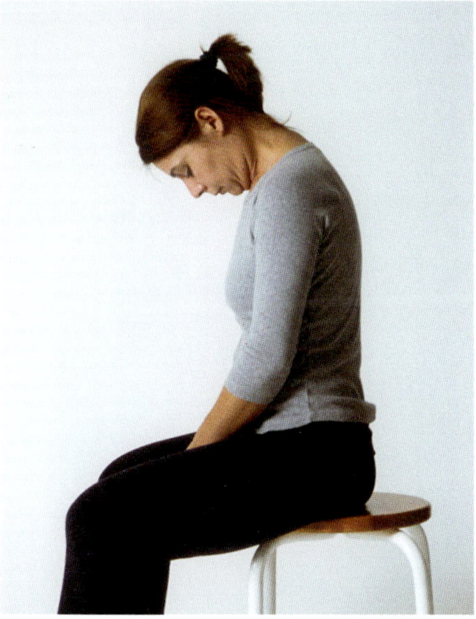

Nervenmobilisierung

Nach den Bewegungen der Wirbelsäule werden Bewegungen der Arme in das Übungsprogramm aufgenommen. Sie dienen der Nervenmobilisierung und sollen Beschwerden lindern. Üben Sie sehr sachte, um die Nerven nicht zu reizen.

Wenn Sie bei den Nervendehnungstests eine schmerzhafte Bewegungseinschränkung festgestellt haben, sollten Sie die Beweglichkeit des Nervensystems durch Übungen verbessern. Dies wird in verschiedenen Intensitätsstufen geübt, bei denen mit abnehmender Empfindlichkeit und zunehmender Belastbarkeit mehr Spannung auf das Nervensystem gebracht wird. Beginnen Sie immer mit dem nicht betroffenen Arm.

Stufe 1 – Ellenbogen beugen/strecken

- Aufrechter Sitz oder Stand
- Oberarm bis zu einem Winkel von 90 Grad seitlich vom Körper abspreizen
- 3–10-mal Ellenbogen strecken und im Wechsel beugen
- Locker lassen
- Mit dem betroffenen Arm ebenso verfahren

Stufe 2 – Handgelenk beugen/strecken

- Aufrechter Sitz oder Stand
- Oberarm bis zu einem Winkel von 90 Grad seitlich von Körper abspreizen
- Ellenbogen strecken
- 3–10-mal Handgelenk nach oben und unten bewegen
- Locker lassen
- Mit dem betroffenen Arm ebenso verfahren

▼ Handgelenk beugen und strecken

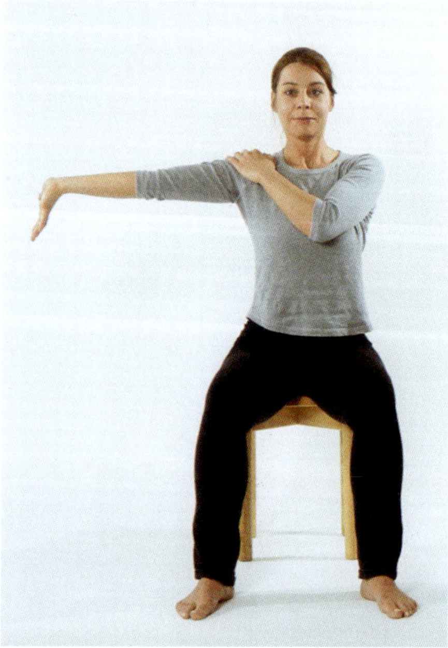

Die Armmuskeln kräftigen

Zur Kräftigung der Armmuskeln, die durch einen Bandscheibenvorfall eine Lähmung erlitten haben, können Sie Flaschen nutzen, die langsam steigend mit Wasser oder Sand gefüllt werden.

Um die durch eine Nervenwurzelkompression geschwächte Muskulatur zu aktivieren, sollten Sie den betroffenen Arm im Alltag so normal, wie es ohne Zunahme von Schmerzen möglich ist, benutzen. Zur zusätzlichen Kräftigung geschwachter Muskulatur sollten Sie dieselben Bewegungsabläufe wiederholt üben, die Sie zum Testen der Kraft nutzen. Bei einer ausgeprägten Schwäche üben Sie zunächst ohne die Gewichte. Steigern Sie dann langsam dadurch das Gewicht, dass Sie die Flaschen zunehmend mit Wasser oder Sand füllen.

Auch Übungen, bei denen Sie das eigene Körpergewicht einsetzen oder Hanteln bewegen, sind für die Kräftigung der Armmuskulatur nützlich. Im Kapitel „ So steigern Sie Ihre Fitness“, finden Sie einige Anleitungen wie z. B. Liegestütz (Seite 116) und Ellenbogen beugen mit Gewichten (Seite 117)

Übungspläne

Als Orientierungshilfe werden die Übungen im zeitlichen Verlauf hier kurz dargestellt. Bei kompliziertem Verlauf kann die Dauer der Genesung erheblich von dem dargestellten Plan abweichen. Richten Sie sich bei der Gestaltung Ihres Übungsplans immer nach den Symptomen und nicht nach zeitlichen Vorgaben.

Übungsplan bei Nackenschmerzen

Alltägliche Handlungen und die Arbeit können mit Nackenschmerzen in der Regel fortgeführt werden. Sie sollten nicht schwer heben und gebeugte Haltungen jede Stunde unterbrechen. Zwei Übungseinheiten, morgens vor der Arbeit und abends nach der Arbeit, sind in jedem Fall möglich.

Tipp

Die Übungen für Ihre Halswirbelsäule können Sie problemlos während der Arbeitszeit einschieben.

Da man die Halswirbelsäule gut im Sitzen oder Stehen bewegen kann, sind stündliche Wiederholungen der Streckung, der Drehung und der Seitneigung für die meisten Menschen auch während der Arbeitszeit möglich.

Fünf Tage nach Beginn des hier dargestellten Übungsprogramms umfasst Ihr Plan folgende Übungen, die Sie 2–10-mal täglich mit jeweils 10 Wiederholungen durchführen sollten:

- Aufrichtung der Wirbelsäule und Rückbewegung des Kopfes
- Streckung der Halswirbelsäule (zur Decke schauen)
- Drehung zur einen Seite, Drehung zur anderen Seite
- Seitneigung zur einen Seite, Seitneigung zur anderen Seite
- Endgradige Bewegungen der Schultergelenke in alle Richtungen
- Zusätzlich sollten Sie täglich mindestens 30 Minuten gehen.

Falls Sie Schmerzmittel eingenommen haben, sollten diese nach 4 Tagen morgens und nach 5 Tagen ganz abgesetzt werden. Ab dem 6. Tag können Sie das im Kapitel „So steigern Sie Ihre Fitness“ beschriebene Trainingsprogramm beginnen.

Übungsplan bei ausstrahlenden Schmerzen

Ausstrahlende Schmerzen führen in der Regel zur Arbeitsunfähigkeit. Wenn die Schmerzen bis in den Arm ausstrahlen und bildgebend ein Bandscheibenvorfall nachgewiesen wurde, kann eine stationäre Behandlung sinnvoll sein. Die Einnahme von Medikamenten, die entzündungshemmend und schmerzlindernd wirken, z. B. 2-mal täglich 75 mg Diclofenac, ist empfehlenswert.

Fünf Tage nach Beginn des hier dargestellten Übungsprogramms umfasst Ihr Plan folgende Übungen, die Sie jede Stunde, also ca. 10-mal täglich mit 10 Wiederholungen, durchführen sollten:

- Bewegungen der Halswirbelsäule in Aufrichtung und Rückbewegung des Kopfes sowie Streckung der Halswirbelsäule (zur Decke schauen)
- Drehung zur betroffenen Seite
- Seitneigung zur betroffenen Seite
- Ggf. gelähmte Muskulatur aktivieren und entsprechende Gelenke endgradig bewegen
- Die Schultergelenke in alle Richtungen endgradig bewegen
- Armbewegungen zur Nervenmobilisierung 5-mal 10 Wiederholungen am Tag
- Zusätzlich sollten Sie 2-mal am Tag 30 Minuten gehen.

Nach 5 Tagen können bei überwiegender Schmerzfreiheit die Medikamente morgens abgesetzt werden. Wenn dadurch keine Schmerzzunahme eintritt, können die Medikamente ein bis zwei Tage später ganz abgesetzt werden.

In den nächsten Tagen wird die Drehung der Halswirbelsäule zur nicht betroffenen Seite mit in das Übungsprogramm aufgenommen und die aufrechte, kontrollierte Haltung, wie im Kapitel „So steigern Sie Ihre Fitness“ beschrieben, geübt. Auf das Üben der Seitneigung zur nicht betroffenen Seite wird zunächst verzichtet. Nach der Wiederaufnahme der Arbeit, ab 14 Tage nach Beginn des Übungsprogramms, können Sie das Training zur Steigerung von Belastbarkeit und Fitness, wie im Kapitel „So steigern Sie Ihre Fitness“ beschrieben, schrittweise aufnehmen. Gleichzeitig sollten Sie die Übungsfrequenz auf 2 bis 3 Übungseinheiten am Tag reduzieren.

Wenn eine Operation notwendig war

Nach einer Bandscheibenoperation können Ihnen einige Verhaltensregeln für alltägliche Handlungen und die hier aufgeführten Übungen helfen, den Verlauf positiv zu beeinflussen.

Bei einer Bandscheibenoperation der Halswirbelsäule wird in der Regel ein Dübel in das operierte Bandscheibenfach eingebracht und damit dieses Segment versteift. Aus der Versteifung eines Segmentes ergibt sich eine kaum merkliche Bewegungseinschränkung. Bei einer solchen Operation über mehrere Segmente entsteht allerdings eine deutliche Bewegungseinschränkung.

Halten Sie nach der Operation die in der Tabelle auf Seite 39 beschriebenen Verhaltensregeln für alltägliche Handlungen ein. Kommen Sie von der Rückenlage über die Seitenlage zum Sitz hoch und legen sich ebenso vom Sitz über die Seitenlage auf den Rücken. Beugen Sie die Halswirbelsäule nicht.

Zur Aktivierung der Hals- und Rumpfmuskulatur sollten Sie ab dem ersten Tag nach der Operation Stemmübungen durchführen (siehe Seite 66).

Um die Stabilität und die Beweglichkeit der Halswirbelsäule zu erhalten, sollte das Bewegungsausmaß langsam und ausschließlich mit aktiven Bewegungen ohne Zuhilfenahme der Hände geübt werden.

Übungsplan nach der Operation

Ab dem sechsten postoperativen Tag verläuft der Übungsplan symptomorientiert nach denselben Gesichtspunkten und mit denselben Übungen wie die konservative Therapie. Bei einem komplikationslosen Verlauf kann jeden Tag eine Übung ergänzt werden. Die Übungen werden mit 5–10 Wiederholungen alle 2 Stunden oder stündlich ausgeführt.

1. Tag:
Stemmen in Rückenlage, gehen.

2. Tag:
Bewegen der Halswirbelsäule in Aufrichtung und Rückbewegung des Kopfes sowie Streckung der Halswirbelsäule (zur Decke schauen) ergänzen.

3. Tag:
Gehstrecke und Häufigkeit des Gehens steigern, Drehung der Halswirbelsäule zur betroffenen Seite ergänzen.

4. Tag:
Seitneigung zur betroffenen Seite ergänzen, ggf. gelähmte Muskulatur aktivieren und entsprechende Gelenke endgradig bewegen, die Schultergelenke in alle Richtungen endgradig bewegen.

5. Tag:
Eventuell Medikamente reduzieren, dann keine Übung ändern.

6. Tag:
Armbewegungen zur Nervenmobilisierung ergänzen, 3-mal 3 Wiederholungen am Tag.

7. Tag:
Drehung der Halswirbelsäule zur nicht betroffenen Seite ergänzen.

8. Tag:
Stabilisierende Übungen für die Wirbelsäule wie z. B. Wippen, Kniebeugen, Armschwung (siehe Seite 93) ergänzen.

9. Tag:
Bewegungen der Arme zur Nervenmobilisierung steigern auf 5-mal 5 Wiederholungen, Alltagsaktivitäten wie Sitzen und Heben üben, kräftigende Übungen für die Rumpfmuskulatur beginnen (siehe Kapitel „So steigern Sie Ihre Fitness“).

10. Tag:
Die Wundheilung ist so weit abgeschlossen, dass die Fäden gezogen werden können. Das im Kapitel „So steigern Sie Ihre Fitness“ beschriebene Training kann schrittweise durchgeführt werden.

14. Tag:
Aufnahme der normalen Aktivitäten des täglichen Lebens einschließlich der Arbeit, eine Reduktion der Übungshäufigkeit auf 2–3 Einheiten pro Tag ist realistisch.

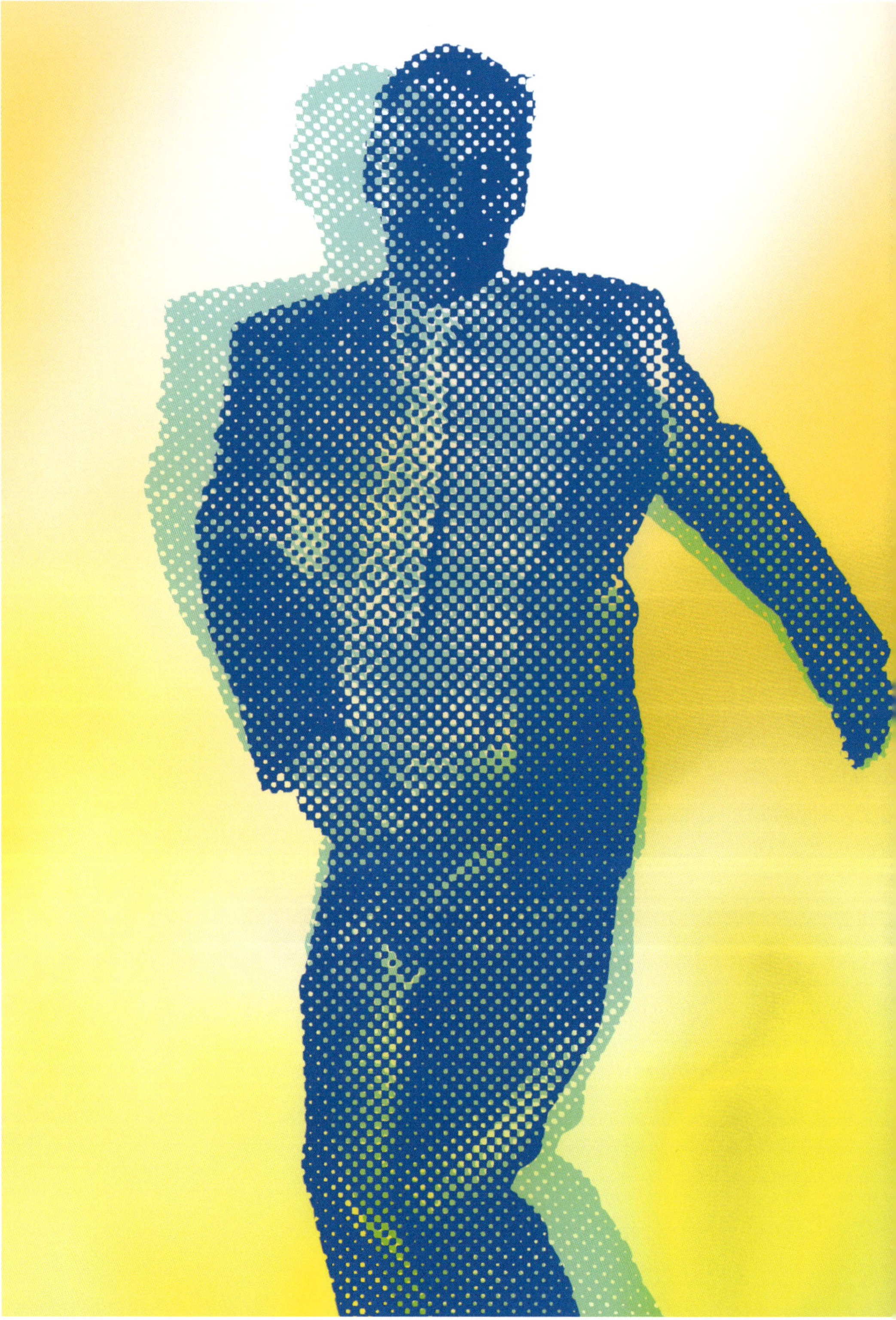

So steigern Sie Ihre Fitness

Wohlbefinden ist eng mit der Fähigkeit verbunden, Belastungen stand zu halten. Das englische Adjektiv „fit" kann mit angemessen, geeignet, gesund, günstig oder passend übersetzt werden. Diese positiven Eigenschaften möchte jeder Mensch an sich selbst spüren. Wir zeigen Ihnen Möglichkeiten auf, nach einem Bandscheibenschaden wieder fit zu werden.

Was Sie beim Üben beachten sollten

Nach den Phasen der Therapie mit speziellen Übungen für die einzelnen Wirbelsäulenabschnitte zur Reduzierung der Beschwerden folgt die Phase, in der Sie Fitness und Belastbarkeit für den ganzen Körper erarbeiten. Die Wiederherstellung normaler Belastbarkeit sowie die Wiedereingliederung in den Arbeitsprozess und in das soziale Leben (Rehabilitation) sind das erste Ziel des Trainings.

Vorbeugung. Dieselben Körperhaltungen und Übungen, die nach einem Bandscheibenleiden zu Fitness und Belastbarkeit führen, sind auch dazu geeignet, einem Bandscheibenleiden vorzubeugen (Prävention). Alltägliche Aktivitäten wie Stehen, Gehen, Sitzen und Heben sollten Sie so durchführen, dass sich die Belastung auf alle Strukturen des Bewegungsapparates möglichst gleichmäßig verteilt. Jeder sollte zusätzlich zu diesen allgemeinen Aktivitäten Bewegungen üben, die individuellen, stereotypen, einseitigen Bewegungen entgegengerichtet sind.

Erwartungen. Während der akuten Phase mit starken Schmerzen und erheblichen Funktionseinschränkungen führen die Übungen unmittelbar zur Schmerzlinderung und zur Funktionsverbesserung. Dadurch entsteht bei vielen Patienten die Erwartung einer Heilung innerhalb weniger Tage. Die Hoffnung schießt sozusagen über das Mögliche hinaus.

Dokumentation. Im Verlauf der Phasen der Stabilisierung verlangsamt sich das Tempo der Genesung und es kann der Eindruck entstehen, dass ein Stillstand oder gar Rückschritte eingetreten sind. Häufig wird dieser Eindruck durch die vorauseilende Erwartung hervorgerufen und entspricht nicht der Wirklichkeit. Notieren Sie deshalb sorgfältig Ihre Symptome und Ihre Funktionseinschränkungen, um Ihre Fortschritte zu prüfen und einer Frustration vorzubeugen.

Wenn auf dem Dokumentationsbogen für Funktionseinschränkungen zunehmend weniger Sätze auf Sie zutreffen, kommen Sie dem Ziel immer näher. Bei regelmäßigem Üben können Sie beweglicher, kräftiger, ausdauernder und geschickter werden, als Sie seit langer Zeit waren.

Intensität. Gestalten Sie Ihr Übungsprogramm so, dass Sie etwa alle drei Tage eine zusätzliche Übung ergänzen. Wenn Sie nach einer Übung direkt oder am folgenden Tag Beschwerden bekommen – führen Sie diese Übung mit geringerer Intensität durch oder verschieben die Durchführung dieser Übung um eine Woche. Dabei setzt sich Intensität aus

- Krafteinsatz
- Anzahl der Wiederholungen
- Dauer einer Belastung
- Gewichtsbelastung und
- Bewegungsausmaß

zusammen. Keinesfalls sollten Sie beim ersten Auftreten von Beschwerden auf einzelne Übungen ganz verzichten. Nur wenn eine Übung regelhaft, auch bei geringer Intensität, Beschwerden auslöst, sollten Sie die entsprechende Übung nicht weiter durchführen. Dasselbe gilt für alle Tätigkeiten im Alltag, bei Hobbys und Sportarten.

Steigerung. Die zu den einzelnen Übungen angegebene Anzahl der Wiederholungen ist ein für jeden Menschen erreichbares und anstrebenswertes Ziel. Die Intensität des Trainings kann den Bedürfnissen jedes Einzelnen entsprechend gesteigert werden. Zur gezielten Steigerung bestimmter Leistungsbereiche wie der Kraft, der Ausdauer und der Schnelligkeit sollten Sie die Beratung einer in Trainingstherapie geschulten und erfahrenen Physiotherapeutin in Anspruch nehmen.

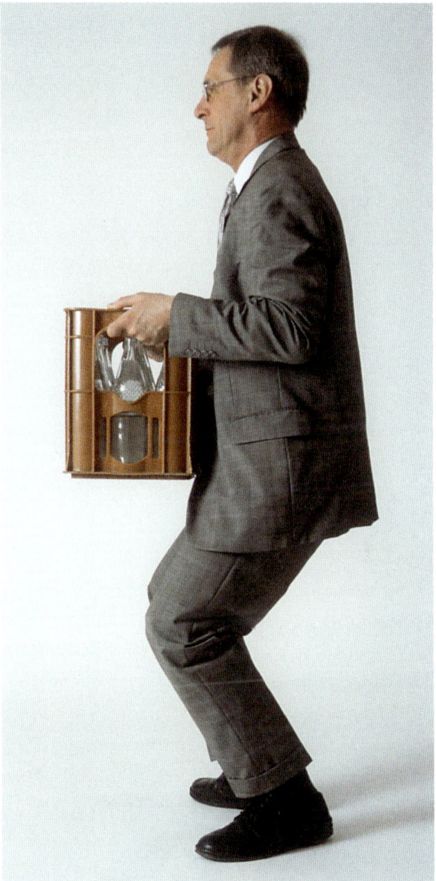

▲ Beim Heben von Sprudelkisten kann man die Intensität mithilfe der Anzahl der Flaschen regulieren.

Wie Sie richtig stehen, sitzen und liegen

Das Wort „Haltung" bezeichnet die Stellung des Körpers oder eines Körperteils im Sitzen, Stehen, Gehen und bei Bewegung. Haltung ist gleichzeitig auch ein Ausdruck der Persönlichkeit. Bei Beschwerden oder dem Wunsch, solchen vorzubeugen, sollte man die Haltung allmählich und dem eigenen Charakter entsprechend verändern. Eine aktivere und aufrechtere Haltung als gewöhnlich empfinden die meisten Menschen als wohltuend.

Aufrecht stehen

Bei der aufrechten Haltung sind Kopf, Schultern, Becken und Füße lotrecht übereinander angeordnet. Dabei ist die Wirbelsäule derart in einer S-Form geschwungen, dass die Lendenwirbelsäule nach vorne, die Brustwirbelsäule nach hinten und die Halswirbelsäule wieder nach vorne gewölbt sind. Die Wölbung nach vorne wird auch als Lordose und die Wölbung nach hinten als Kyphose bezeichnet.

Die Strukturen des aktiven und passiven Halteapparates tragen gleichermaßen dazu bei, die aufrechte Haltung zu gewährleisten. Das Nervensystem kontrolliert deren Funktion. Bauch-, Rücken-, Brust- und Nackenmuskulatur arbeiten harmonisch zusammen. Mithilfe von Muskelaktivität werden die Gelenke so geführt oder gehalten, dass Belastungen gleichmäßig verteilt

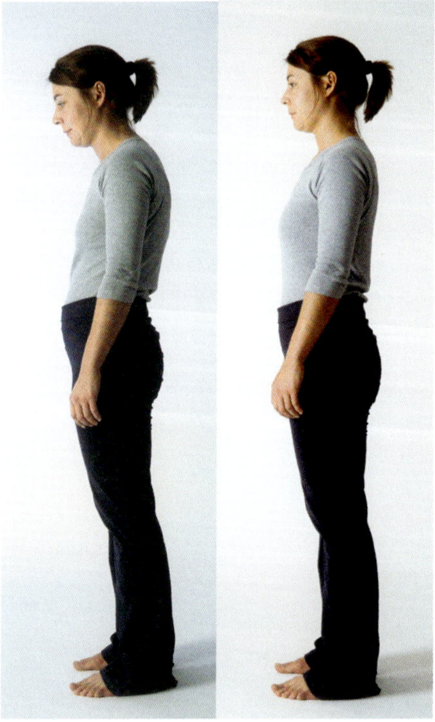

▶ Links: schlaffe Haltung
Rechts: aufrechte Haltung

WICHTIG

So verbessern Sie Ihre Haltung

- Füße etwa hüftbreit positionieren
- Fußspitzen zeigen leicht nach außen
- Füße sind vorne und hinten gleichermaßen belastet
- Fußaußenkanten haben Bodenkontakt
- Fußsohlenmuskeln leicht anspannen, sodass das Fußgewölbe etwas ausgeprägter wird
- Knie gerade halten, aber nicht bis zum Ende des möglichen Bewegungsausmaßes durchdrücken
- Kopf nach hinten bewegen, während der Unterkiefer parallel zum Boden positioniert ist
- Scheitel kopfwärts nach oben schieben, dabei richtet sich die Wirbelsäule auf
- Gegenüber der schlaffen Haltung (siehe Seite 90) wird der Brustkorb nach vorne bewegt und der Kopf nach hinten
- In der Rumpfmuskulatur, insbesondere in den Bauchmuskeln, wird eine Anspannung spürbar
- Ruhig weiter atmen, Schultern entspannt lassen
- Loslassen
- Wiederholen

werden. Die aktive Stabilisierung des Rumpfes ist Voraussetzung dafür, die Arme und Beine frei und ohne Mühe bewegen zu können. Sie ist eine koordinative Aufgabe. Instabilität beruht nicht auf einem Mangel an Kraft, sondern Bewegungen werden zu spät abgebremst. Als Folge entstehen Scherkräfte und von der Natur nicht vorgesehene Querbewegungen in der Wirbelsäule, die zu Schmerzen führen.

Im Verlauf weniger Tage wird Ihnen die aufrechte Haltung vertraut. Voraussichtlich werden Sie sich in dieser Position besser fühlen als in der schlaffen und Sie werden diese Haltung immer häufiger und für längere Zeit einnehmen.

Haben Sie keine Angst vor einem Hohlkreuz

Eine ausgewogene, aktive Haltung ist mit einer Vorwölbung der Lendenwirbelsäule verbunden. Antike Darstellungen kräftiger, gesunder und schöner Körper zeigen immer eine ausgeprägte Muskulatur, eine lotrechte Wirbelsäule und eine deutlich sichtbare Lendenlordose. Neben der Wölbung der Lendenwirbelsäule trägt die Ausprägung der Gesäßmuskulatur zum Erscheinungsbild der Lendenlordose bei. Kräftige Gesäßmuskeln führen häufig zu der falschen Diagnose eines Hohlkreuzes. Zur Verbesserung der Haltungskontrolle und zur Stabilisierung der Wirbelsäule sollten Sie die kurzen Rücken- und Bauchmuskeln sowie die stabilisierenden Halsmuskeln nach einem Bandscheibenschaden bewusst aktivieren und kräftigen,

WICHTIG

Wie Sie Ihre Rumpfmuskulatur testen können

Sie sollten Ihre Arme nach vorne anheben können, ohne die Rumpfkontrolle zu verlieren. Diese Bewegung kann zum Test der Rumpfmuskulatur genutzt werden. Sinkt der Brustkorb nach hinten ab, oder kippt das Becken passiv nach vorne, liegen eine Inaktivität und ein Koordinationsfehler der Rumpfmuskulatur vor, die behandelt werden sollten.

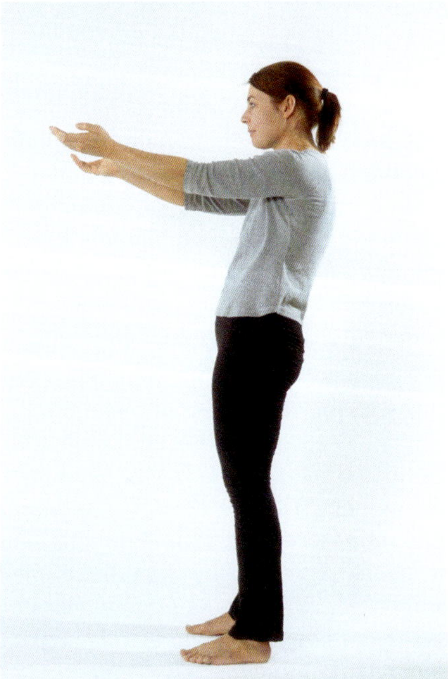

▲ Unkontrollierte Haltung

auch wenn der im Kasten beschriebene Test keine Auffälligkeit zeigt.

Aktivierung der lokal stabilisierenden Muskulatur

- Aufrecht stehen
- Die quer verlaufenden Bauchmuskeln so anspannen, dass sich der Bauchnabel in Richtung Wirbelsäule bewegt und die Taille schmal wird
- Dabei bleibt die Wirbelsäule unbewegt
- Die Beckenbodenmuskulatur und die kurze Rückenmuskulatur spannen automatisch mit an
- Das Atmen „in den Bauch" wird etwas erschwert
- Loslassen
- 10-mal wiederholen

Zur Kontrolle der Rückenmuskelspannung können Sie mit zwei Fingern so am Rücken tasten, dass Sie einen Dornfortsatz zwischen den Fingern spüren. Bei der korrekten Anspannung der queren Bauchmuskeln spüren Sie direkt seitlich des Dornfortsatzes die Spannung der kurzen Rückenmuskeln. Beim Loslassen der Bauchmuskeln spüren Sie das Loslassen der Rückenmuskeln. Diese Übung sollten Sie, über den Tag verteilt, immer wieder durchführen. Nach wenigen Tagen können Sie die Spannung für einige Minuten halten und gleichzeitig ruhig „in den Bauch" atmen. Die Grundspannung der stabilisierenden Rumpfmuskulatur steigt an – Sie werden aufrechter.

Steigerung, Kräftigung der Rumpf- und Halsmuskulatur

- Aufrecht stehen
- Rumpfmuskelspannung bewusst wahrnehmen
- Arme nach vorne anheben
- In der Rumpfmuskulatur, insbesondere in der Bauchmuskulatur und der Halsmuskulatur, wird eine Spannungszunahme spürbar
- Der Brustkorb bleibt lotrecht über dem Becken und der Kopf über dem Schultergürtel positioniert
- Die gestreckten Arme schnell mit kleinem Bewegungsausmaß auf und ab bewegen
- Eine weitere Spannungszunahme wird spürbar
- Loslassen
- 5–10-mal wiederholen

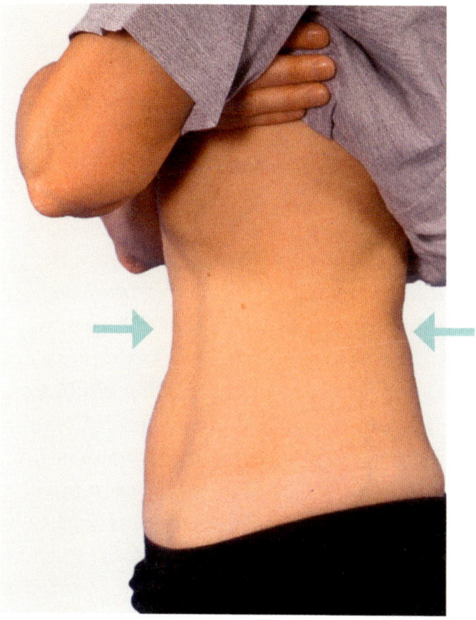

▲ Stabilisierung – Bauchnabel zur Wirbelsäule

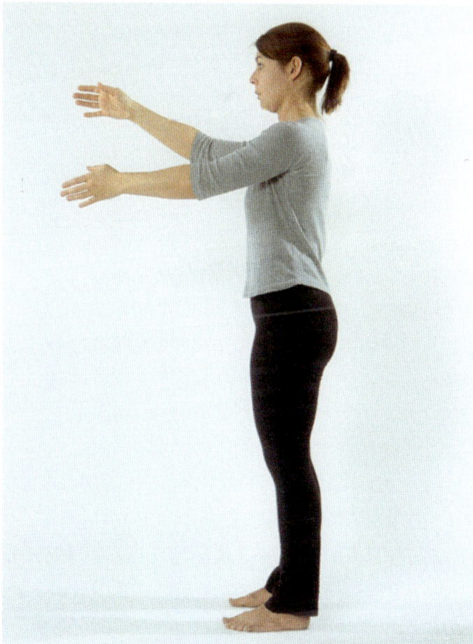

▲ Kräftigung der Rumpf- und Halsmuskulatur

Wie Sie richtig sitzen

Das Sitzen löst bei Menschen mit Bandscheibenleiden häufig Schmerzen aus. Das kann auf eine Beugung der Wirbelsäule zurückgeführt werden, die zur Verlagerung der Bandscheiben nach hinten führt. Schmerzen auf der Rückseite des Oberschenkels können zusätzlich durch Druck der Sitzfläche auf den Nervus ischiadicus entstehen. Aus diesen Gründen sollten Sie das Sitzen, das in der modernen Welt oft unvermeidbar ist, reduzieren und optimieren.

Erledigen Sie mehr Aufgaben als bisher im Stehen.

Bieten Sie nicht jedem Gast sofort an, sich zu setzen, unterhalten Sie sich öfter mal im Stehen. Sie werden merken, dass Sie einige Leidensgenossen haben, die froh darüber sind, für eine Weile zu stehen. Auch Teambesprechungen kann man z. B. um einen erhöhten Tisch herum im Stehen abhalten. Stehen Sie beim Telefonieren, beim Busfahren und im Zug. Zum Lesen und Schreiben sollten Sie sich öfter auf den Bauch legen. Das Hantieren mit den Armen in dieser Position können Sie z. B. mit Unterstützung durch einen Lesekeil (siehe Seite 41) erleichtern.

Beim Sitzen können richtige Sitzmöbel, unterstützende Hilfsmittel, die Gestaltung des Arbeitsplatzes und die eigene Körperposition Beschwerden vermindern. Hinweise auf geeignete Stühle, Stehpulte, höhenverstellbare Tische und Bezugsquellen für Schaumstoffkeile und -rollen finden Sie im Anhang.

Nehmen Sie zum Sitzen den Geldbeutel aus der Gesäßtasche. Er drückt sonst auf empfindliche Strukturen und bewirkt eine schräge Sitzposition.

Welche Sitzmöbel sind empfehlenswert?

Günstig ist ein Stuhl, bei dem sich die Sitzhöhe und der Winkel der Rückenlehne verstellen lassen. Die Wölbung der Lendenwirbelsäule nach vorne sollte durch das Rückenpolster unterstützt werden. Die Rückenlehne sollte bis über die Schulterblätter reichen. Armlehnen verhindern das Heranrücken des Stuhls an den Tisch; sie sind nur für Stühle empfehlenswert, die nicht an einem Tisch genutzt werden. Die Sitztiefe sollte so ausgewählt werden, dass bei ganz nach hinten gerücktem Gesäß die Sitzfläche 5 cm vor der Kniekehle endet. Die Sitzfläche sollte waagerecht oder leicht nach vorne geneigt sein.

Große Menschen über 190 cm Körpergröße brauchen einen höhenverstellbaren Tisch, um bei aufrechter Sitzposition am Tisch arbeiten zu können. Kleinere Menschen unter 170 cm Körpergröße brauchen einen Schemel für die Füße oder ebenfalls einen höhenverstellbaren Tisch.

▶ So sieht ein optimaler Arbeitsplatz aus: Der höhenverstellbare Tisch ermöglicht, abwechslungsreich im Sitzen oder Stehen zu arbeiten.

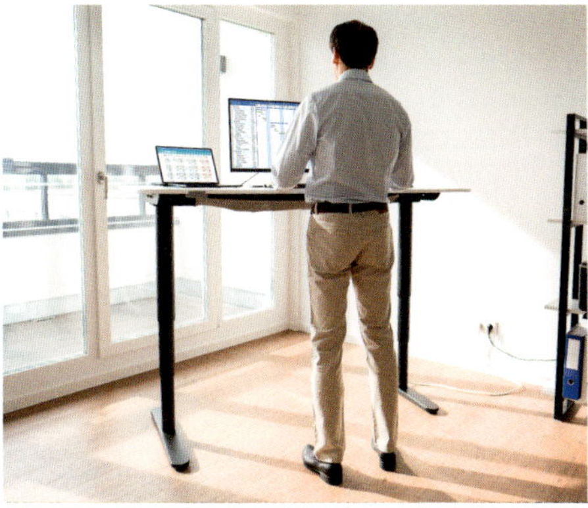

Wie Sie Ihren Arbeitsplatz gestalten sollten

An einem Computerarbeitsplatz sollte die Tastatur ca. 15 cm von der Tischkante entfernt sein, um eine Ablagefläche für die Handballen zu bieten. Der Bildschirm sollte direkt vor Ihnen so stehen, dass Sie den Kopf zum Lesen weder senken noch heben müssen. Vor allen Dingen eine zu tiefe Positionierung des Bildschirms ist zu vermeiden, da diese zu einer ständigen Beugung der Halswirbelsäule führt. Der Abstand zwischen den Augen und dem Bildschirm sollte mindestens 50 cm betragen.

Zum Transport schwerer Ordner sollten Sie aufstehen. Drehbewegungen mit einem Gewicht aus dem Sitzen sollten Sie vermeiden. Die hier beschriebenen Gesichtspunkte zur Gestaltung des Computerarbeitsplatzes lassen sich teilweise auf andere Arbeitsplätze übertragen.

Die richtige Sitzhaltung

Am Tisch. Die Sitzhöhe sollte so eingestellt werden, dass die Hüft- und Kniegelenke in einem Winkel von 90 Grad gebeugt sind und die Füße auf dem Boden stehen. Die Rückenlehne sollte um 15 bis 20 Grad nach hinten geneigt sein, damit man sich entspannt und aufrecht zugleich anlehnen kann. Die Arme sollten entspannt auf die Tischplatte abgelegt werden, und Ober- und Unterarm in den Ellenbogengelenken ebenfalls einen Winkel von 90 Grad bilden.

Im Auto. Beim Autofahren sollte der Sitz hoch eingestellt sein, um der oben beschriebenen Sitzposition möglichst nahe zu kommen. Die Rückenlehne sollte um 15 bis 20 Grad nach hinten geneigt sein. Lehnen Sie den Hinterkopf an die Nackenstütze an, dann kommt die Halswirbelsäule in eine aufrechte Position. Rutschen Sie mit dem Gesäß ganz nach hinten und schieben Sie den Sitz so nach vorne, dass Sie ohne Mühe die Pedale und das Lenkrad erreichen. Stellen Sie dann in aufgerichteter Haltung den Rückspiegel ein. Dieser dient Ihnen auch während der Fahrt als Kontrolle Ihrer Haltung.

Lendenrolle. Die Wölbung der Lendenwirbelsäule sollte mithilfe einer Lendenrolle unterstützt werden. Eine solche lose Rolle hat den Vorteil, dass sie genau an der richtigen Stelle, oberhalb des Beckens im Lendenwirbelbereich, positioniert werden kann. Als günstig haben sich die folgenden Maße aus Schaumstoff mit dem Raumgewicht 30, ein Maß für die Härte des Schaumstoffs, bewährt: Durchmesser 8 cm, Länge 30 cm. Es sind auch Rollen mit einem Gurt erhältlich, die am Stuhl befestigt werden können.

Ohne Rückenlehne. Beim Sitzen ohne Rückenlehne müssen Sie die aufrechte Haltung aktiv halten. Das ist nur für eine begrenzte Zeit möglich. Wie bei der aufrechten Haltung im Stehen sind Kopf, Schultergürtel und Becken lotrecht übereinander positioniert. Das Becken wird so nach vorne bewegt, dass die Lendenwirbelsäule nach vorne gewölbt ist. Der Scheitel wird nach oben und der Kopf so nach hinten bewegt, dass der Unterkiefer parallel zum Boden bleibt.

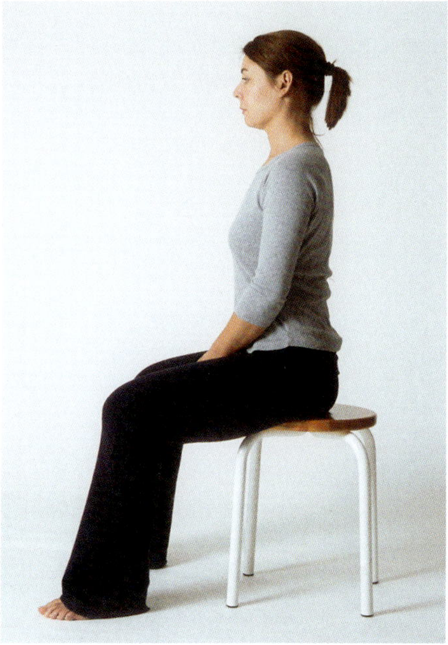

▲ Aktives, aufrechtes Sitzen

Weiche Sitzauflage. Wenn der Druck zwischen Oberschenkel und Sitzfläche Ursache von Beschwerden ist, kann eine weiche Sitzauflage, z. B. mit einer Gelmasse, zur Linderung beitragen.

Wie Sie heben und tragen sollten

Das Heben von Gewichten bis zu 15 Kilogramm kann im Alltag jedes selbstständig lebenden Menschen, z. B. beim Einkaufen von Getränkekisten oder bei der Versorgung von Kleinkindern, notwendig sein. Deshalb sollten Sie das Anheben, Tragen und Abstellen von Lasten nach dem Abheilen einer Bandscheibenschädigung üben.

Bänder, Gelenke, Bandscheiben und Muskulatur müssen durch Training auf diese Belastungen vorbereitet werden. Außerdem sind die gute Beweglichkeit vor allem der Hüft- und Kniegelenke und ein geschultes Gleichgewicht eine Voraussetzung für kontrolliertes Heben, Tragen und Absetzen. Personen, die im Alltag keine Gewichtsbelastungen auf sich nehmen, sind für solche Aufgaben dementsprechend wenig belastbar.

Beim Üben der Hebetechnik, die die Wirbelsäule nicht beschadet, sollten Sie sich ebenfalls auf das Tragen und vor allen Dingen das Absetzen der Last konzentrieren. Beim Absetzen des Gewichtes, wenn unter Umständen bereits eine Ermüdung eingetreten ist, muss die Muskulatur die schwierigste Aufgabe erfüllen: Sie muss gleichzeitig anspannen und an Länge gewinnen. Beim Anheben und Absetzen von Gewichten sollten Sie die Knie- und Hüftgelenke so beugen, dass das Gewicht mit gestreckter, lotrechter Wirbelsäule gehoben bzw. gesenkt wird. Die Wirbelsäule wird bewusst aktiv gestreckt. Dabei wird die Lendenwirbelsäule nach vorne gewölbt, der Kopf nach hinten bewegt, während der Unterkiefer parallel zum Boden positioniert ist, und der Scheitel kopfwärts nach oben geschoben. Holen Sie das Gewicht sogleich dicht an den Körper heran, halten es beim Tragen dicht am Körper und bringen es beim Absetzen so spät wie möglich vor den Körper. Heben Sie Gewichte nicht ruckhaft oder mit Schwung.

Schieben und Ziehen

Beim Schieben und Ziehen von Lasten werden die Wirbelsäule ebenfalls aktiv aufrecht und der Bauchnabel innen gehalten, um eine Einwirkung schädigender Scherkräfte auf den passiven Halteapparat zu vermeiden.

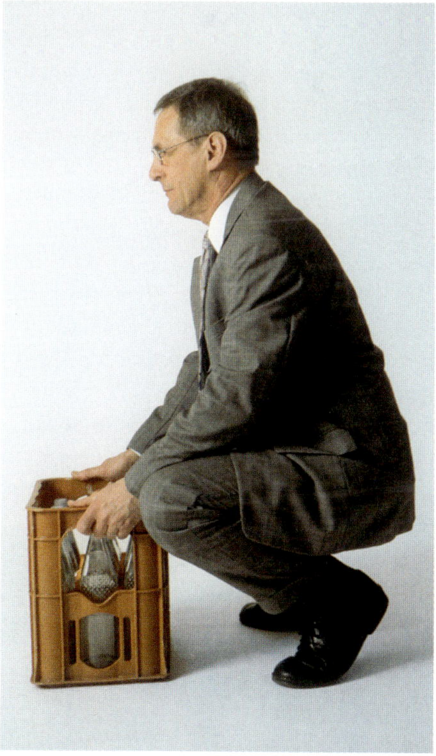

▲ Korrekte Haltung zum Anheben und Absetzen schwerer Gewichte

Liegen und schlafen

Welche Matratze ist geeignet?

Eine große Anzahl von Anbietern sogenannter Gesundheitsmatratzen wirbt um die Gunst der Käufer. Wissenschaftlich untermauerte Erkenntnisse über eine ideale Matratze fehlen. Dennoch kann man einige Gesichtspunkte beim Kauf beachten, die zur Vermeidung von Rückenschmerzen beitragen. Aus hygienischen und wärmeregulatorischen Gesichtspunkten werden Matratzen aus Kaltschaum und nicht aus Latex empfohlen. Die Matratze sollte in ihrem oberflächlichen Bereich (ca. 2 cm) weich und nachgiebig und im Kern formstabil von mittlerer Härte sein. Nach europäischem Standard entspricht dies einem Wert auf der H-Skala von 5–6. In den Bereichen, in denen Schultergürtel und Beckengürtel zu liegen kommen, sollte die Matratze gegenüber den übrigen Bereichen etwas nachgeben. Der Lattenrost sollte in seiner Härte einstellbar sein und in dem Bereich, in dem das Becken zu liegen kommt, am stabilsten eingestellt werden. Etwa alle 10 Jahre sollte die Matratze erneuert werden. Manche Händler gewähren ihren Kunden die Möglichkeit, die Matratze für 3 Monate zu testen und bei Unwohlsein umzutauschen. Dies ist optimal, um sicher das Produkt zu finden, das einem guttut.

Ist Ihre Schlafposition gut für Ihren Rücken?

Ideal zur Gewährleistung einer gestreckten Wirbelsäule ist die Bauchlage. Den Kopf abwechselnd nach links und nach rechts zu drehen, hält die Halswirbelsäule symmetrisch beweglich. Wenn diese Position keine Beschwerden hervorruft, sollte man auf dem Bauch einschlafen und sich nach dem Aufwachen auf den Bauch legen. Viele Menschen gewöhnen sich im mittleren Lebensalter ab, auf dem Bauch zu liegen. Ein Grund dafür sind Schmerzen im Nacken durch die starke Drehung und Streckung der Halswirbelsäule, die mit der Bauchlage verbunden sind. Diese Beschwerden können durch eine Bewegungseinschränkung der Halswirbelsäule bedingt sein, die behoben werden sollte.

Gegebenenfalls kann man zunächst ein kleines Kissen unter die Brust legen, um so die notwendige Streckung der Halswirbelsäule in Bauchlage zu verringern. Nach einigen Tagen sollte diese Unterlagerung nicht mehr notwendig sein. In Bauchlage wird der Kopf nie auf ein Kissen gelagert, da dies zu einer übermäßigen Drehung und Streckung der Halswirbelsäule führen würde.

Auch die flache Rückenlage und die leicht aufgedrehte Bauchlage (siehe Abbildung Seite 57), bei der auf einer Seite das Hüft- und Kniegelenk gebeugt werden, gewährleisten eine gestreckte Wirbelsäulenposition während des Schlafens und sind empfehlenswert.

In flacher Rückenlage kann der Kopf auf ein flaches Kissen gelagert werden. In Seitenlage sollten Sie den Kopf so mit einem Kissen unterlagern, dass die Halswirbelsäule nicht zur Seite geneigt liegt.

Wie Sie sich richtig hinlegen und aufstehen

Beim Aufstehen und Hinlegen sollte man sich über die Seitenlage rollen. Zum Aufstehen aus Rückenlage drehen Sie sich zunächst auf die Seite, bringen Sie danach die Beine aus dem Bett und den Oberkörper in die Senkrechte. Zum Hinlegen setzen Sie sich quer auf die Bettkante und legen sich in Seitenlage auf das Bett, indem Sie den Oberkörper zur Seite herunter und die Beine auf das Bett hochlegen. Rollen Sie sich erst danach in Rücken- oder Bauchlage.

Gleichen Sie einseitige Belastungen aus

Prüfen Sie, welche Haltungen, Bewegungen und Gewichtsbelastungen mit Ihrer Arbeit und mit Ihren Hobbys verbunden sind. Vermeiden Sie stereotype Haltungen und Bewegungen oder schaffen Sie Ausgleich durch Bewegungen in die entgegengesetzte Richtung. Ein Kassierer z. B., der sich während der Arbeit überwiegend nach links drehen muss, sollte als Ausgleich dieser einseitigen Belastung regelmäßig die entsprechende Drehung nach rechts üben. Eine Geigerin, die durch Seitneigung und Drehung der Halswirbelsäule nach links die Geige fixiert, sollte regelmäßig die Seitneigung und Drehung der Halswirbelsäule nach rechts üben.

Chirurg. Ein rechtshändiger Chirurg muss sich während des Operierens mit häufiger Frequenz und lang anhaltend beugen und nach links drehen. Wenn die Gelegenheit während der Operation besteht, sollte er sich aufrichten und nach rechts drehen. Vor und nach jeder Operation sollte er diese Bewegung mit mindestens 10 Wiederholungen üben, um so einer schmerzhaften Verlagerung der Bandscheiben nach hinten rechts entgegenzuwirken.

So strecken Sie Ihre Wirbelsäule aktiv

Wenn Sie im Alltag viel sitzen, sich beugen und heben, sollten Sie regelmäßig die Streckung der Wirbelsäule üben. Dazu werden die Hände in Höhe der Lendenwirbelsäule abgestützt und der Oberkörper so weit wie möglich nach hinten bewegt. Auch die Halswirbelsäule wird gestreckt.

Alternativ strecken Sie im aufrechten Stand die Arme weit nach oben. Halten Sie dabei den Kopf zwischen den Armen und schieben Sie den Scheitel zur Decke. Dann bewegen Sie Arme, Kopf und Schultergürtel in einem harmonischen Bogen nach hinten.

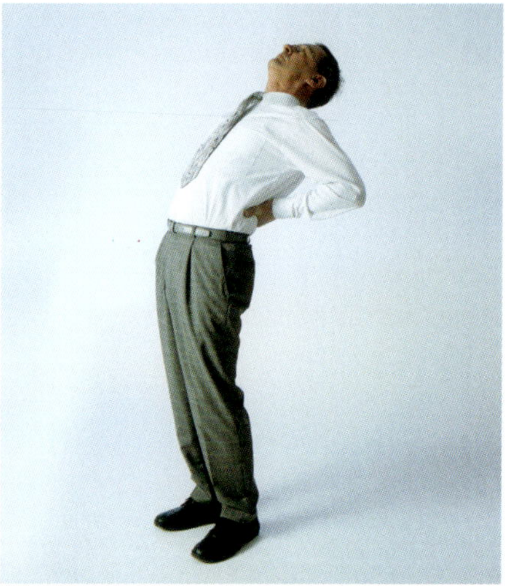

▲ Aktives Strecken der Wirbelsäule

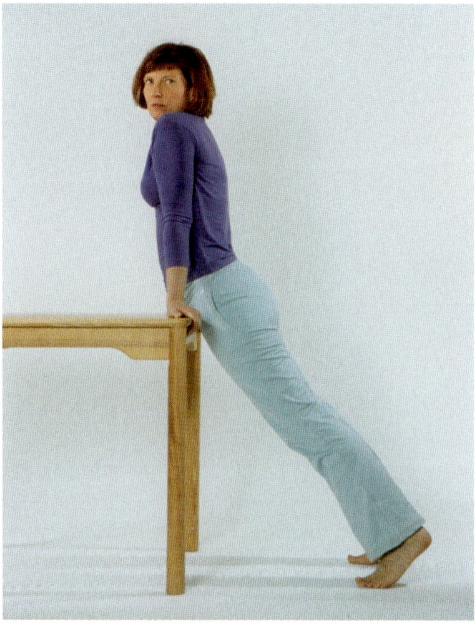

▲ Passives Strecken der Wirbelsäule

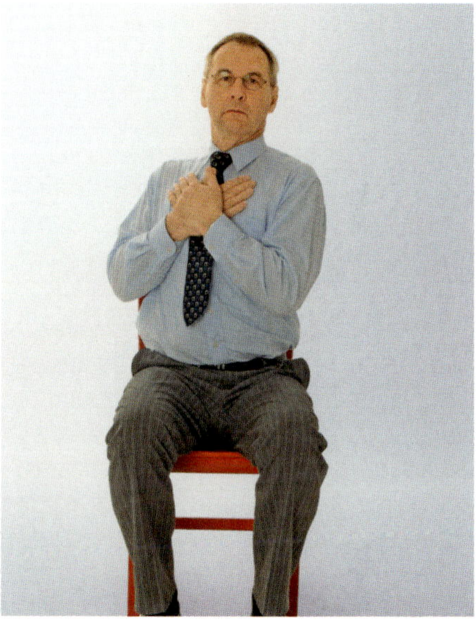

▲ Fließende Drehbewegung der Wirbelsäule

So strecken Sie Ihre Wirbelsäule passiv

Alternativ kann man sich mit den Händen an einer Tischplatte abstützen und das Becken nach vorne sinken lassen. Dabei wird die Wirbelsäule ebenfalls gestreckt.

In Bauchlage schreiben

Kinder und Jugendliche, die in der Schule bereits stundenlang sitzen müssen, sollten in Bauchlage ihre Hausaufgaben machen. Viele Schüler tun dies instinktiv. Es sollte ihnen nicht zugunsten einer schöneren Schrift verboten werden.

Die Wirbelsäule leicht drehen

Wiederholte Drehbewegungen mit kleinem Bewegungsausmaß werden in aller Regel als sehr angenehm empfunden. Legen Sie bei aufrechtem Sitz beide Hände auf Ihr Brustbein, entspannen die Arm- und Schultermuskeln und drehen nun in zügigem Rhythmus mit kleinem Bewegungsausmaß den Brustkorb hin und her. Dabei bleiben Gesäß und Kopf still.

Verbessern Sie Ihre Beweglichkeit

Symmetrische und freie Beweglichkeit sind wohltuend. Sie können in der Regel mit wiederholtem Üben einfacher Bewegungen erreicht werden.

Die freie Beweglichkeit aller Gelenke und des Nervensystems ist Voraussetzung für die gleichmäßige Verteilung von Belastungen auf den Halteapparat. Auch die Gleichgewichtsreaktionen und damit eine gute Koordination hängen von der Beweglichkeit ab. Wenn Sie z. B. Ihre Hüft- und Kniegelenke nicht ausreichend beugen können, ist es nicht möglich, zum Heben von Lasten in die Hocke zu gehen, sodass die Belastung der Wirbelsäule bei dieser Aktivität steigt.

Bei mangelnder Beweglichkeit eines Wirbelsäulenabschnittes werden die benachbarten Wirbelsäulenabschnitte übermäßig bewegt. Bei eingeschränkter Beweglichkeit einer Nervenwurzel und der aus ihr hervorgehenden peripheren Nerven können Bewegungen von Armen, Beinen und der Wirbelsäule schmerzhaft eingeschränkt werden. So kann z. B. beim Gehen auf der von einem Bandscheibenvorfall betroffenen Seite die Schrittlänge verkürzt sein und ein Hinkmechanismus entstehen. Ein frei bewegliches Gelenk lässt sich schmerzfrei bewegen.

Es gibt keine Normwerte

Normwerte für freie Beweglichkeit existieren nicht, da die Beweglichkeit von vielen individuellen Faktoren abhängt. Die Festigkeit des Bindegewebes und das Verhältnis der Längen und Breiten einzelner Körperabschnitte spielen dabei eine entscheidende Rolle. Dennoch können aus der Beobachtung einer Reihe von gesunden Menschen und Patienten Zielwerte angegeben werden, die in der Regel erreichbar sind. Für die freie Beweglichkeit der Brustwirbelsäule können kaum Zielwerte angegeben werden, da sie im Vergleich zu den angrenzenden Wirbelsäulenabschnitten der Hals- und Lendenwirbelsäule relativ unbeweglich ist. Beim Üben der freien Beweglichkeit der Hals- und Lendenwirbelsäule wird die Brustwirbelsäule aber automatisch mitbewegt und somit mögliche Einschränkungen verringert.

Eingeschränkte Beweglichkeit

Wird am Ende der aktiven Beweglichkeit ein Schmerz empfunden, kann dies auf eine mechanische Beeinträchtigung des Bewegungsapparates oder der Nervenbeweglichkeit hinweisen. Durch wiederholtes Bewegen in die eingeschränkte Richtung kann in aller Regel freie Beweglichkeit erreicht werden. Üben Sie 3-mal täglich mit 10–15 Wiederholungen jeder einzelnen Bewegung, bis Sie symmetrische freie Beweglichkeit erreicht haben. Verzichten Sie dabei auf ruckhafte oder federnde Bewegungen.

Überbeweglichkeit

In seltenen Fällen liegt eine Überbeweglichkeit vor, bei der das Bewegungsausmaß über das allgemein bekannte Maß hinausgeht. In solchen Fällen sollte man die Bewegungen bis zu dem hier empfohlenen Maß üben, jedoch nicht bis zu der persönlichen Bewegungsgrenze.

Die Wirbelsäule strecken

Die folgenden beiden Übungen strecken die Lenden-, Brust- und Halswirbelsäule.

Hochstützen aus Bauchlage

- Hände unter die Schultern
- Kopf so weit wie möglich anheben
- Wirbel für Wirbel hochkommen

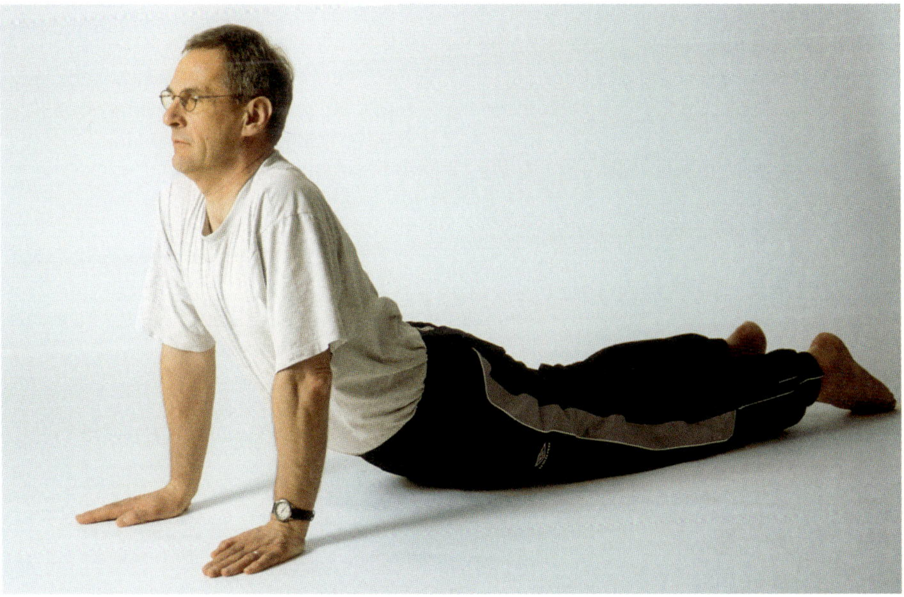

▲ Hochstützen aus Bauchlage

- Ellenbogen langsam strecken
- Rücken- und Gesäßmuskulatur locker lassen
- So weit wie möglich hochstützen
- Ablegen – locker lassen
- 10-mal wiederholen

Freie Beweglichkeit der Lendenwirbelsäule ist erreicht, wenn die Arme ganz gestreckt werden können und das Becken liegen bleibt. Dabei entsteht kein Schmerz in Rücken oder Bein.

Streckung der Halswirbelsäule

- Aufrechter Sitz
- Kopf nach hinten bewegen, während der Unterkiefer parallel zum Boden positioniert ist
- Hinterkopf im großen Bogen rückenwärts bewegen, bis das Gesicht zur Decke zeigt
- Am Ende der Bewegung den Kopf mit kleinem Bewegungsausmaß nach rechts und links drehen
- In die Ausgangsposition zurückbewegen
- 10-mal wiederholen

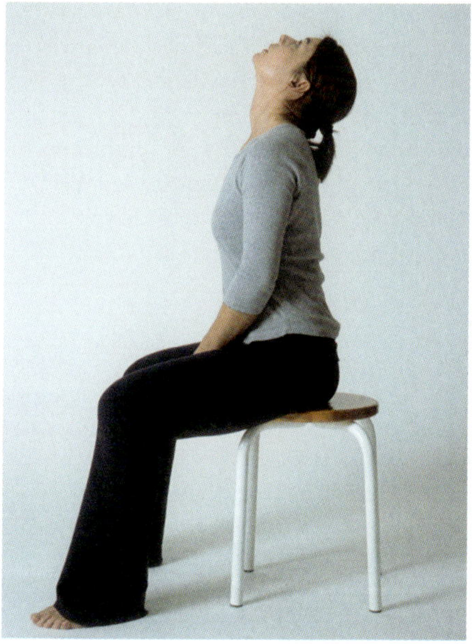

▲ Streckung der Halswirbelsäule

Freie Beweglichkeit ist erreicht, wenn das Gesicht bei aufrechtem Sitz eine etwa parallele Fläche zur Decke bildet.

Die Wirbelsäule drehen

Die folgenden Übungen verbessern die freie Beweglichkeit der Wirbelsäule in Drehung.

Drehung der Wirbelsäule aus Rückenlage

- Rückenlage
- Beine nacheinander aufstellen
- Beide Knie zu einer Seite absenken
- Wieder zur Mitte anheben
- 10-mal wiederholen
- Seite wechseln

Nach einem Bandscheibenvorfall mit einem Wurzelkompressionssyndrom wird bei der Drehung, bei der die Knie zur nicht betroffenen Seite bewegt werden, in aller Regel ein Nervendehnungsschmerz hervorgerufen. Diese Richtung sollte dann mit mehr Wiederholungen als die andere geübt werden, um auch die freie Beweglichkeit der Nervenwurzel zu erreichen. Bei freier Beweglichkeit können beide Schultern und die gebeugten Knie auf der Unterlage abgelegt werden. Dabei entsteht kein Schmerz in Rücken, Bein oder Arm.

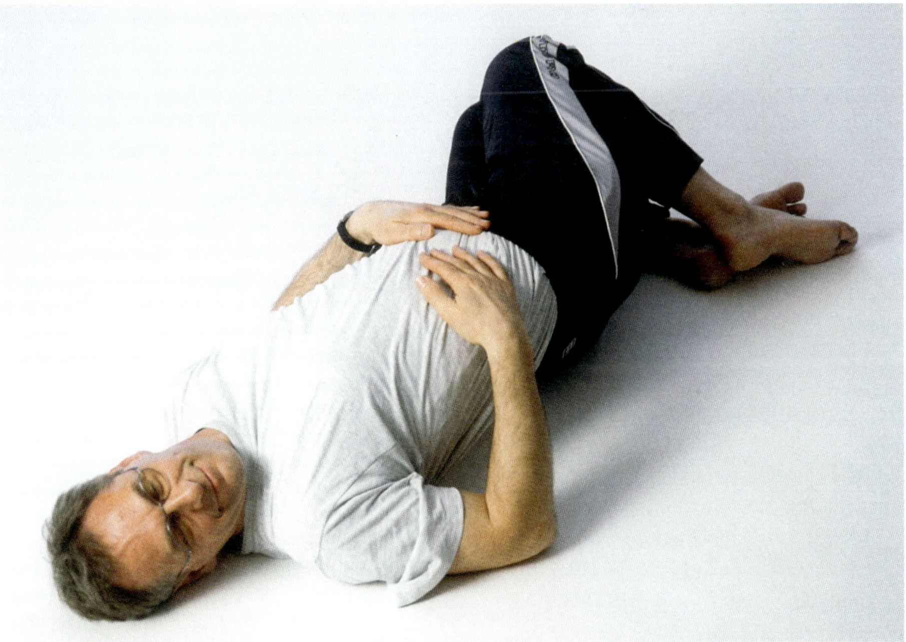

▲ Drehung der Wirbelsäule aus Rückenlage

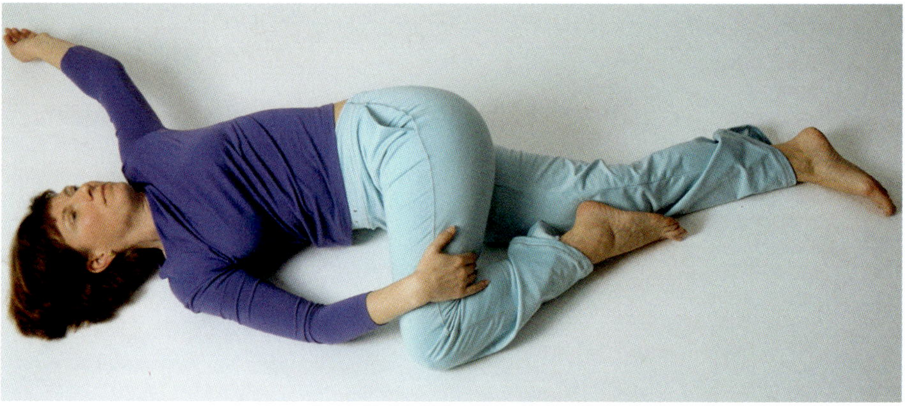

▲ Drehung der gesamten Wirbelsäule aus Seitenlage

Drehung der gesamten Wirbelsäule aus Seitenlage

- Seitenlage
- Unteres Bein strecken
- Oberes Bein so beugen, dass die Ferse das untere Knie berührt
- Dieses Bein kann mit der Hand der anderen Seite gehalten werden
- Oberen Arm, Schulter, Kopf, Brustkorb langsam nach hinten drehen
- 10-mal hin und her drehen
- Seite wechseln

Die Drehung sollte zu beiden Seiten gleichermaßen möglich sein.

Die Drehung der Halswirbelsäule können Sie auch durch wiederholte Drehung des Kopfes im Sitzen üben. Auch die Bauchlage verbessert die Beweglichkeit der Halswirbelsäule in Drehung.

Die Wirbelsäule beugen

Bei der Heilung des Faserringes und an der Stelle, an der die Nervenwurzel gedrückt wurde, entsteht eine Narbe. Diese kann zu einer Bewegungseinschränkung sowohl der Wirbelsäule als auch der Nervenwurzel und der peripheren Nerven führen. Deshalb ist es notwendig, dass Sie die Beweglichkeit in Beugung nach der akuten Phase regelmäßig prüfen und ggf. üben.

Sobald Sie die Schmerzmedikation abgesetzt haben und eine Woche lang überwiegend schmerzfrei waren, sollten Sie die Beugung, bei einer bestehenden Bewegungseinschränkung in diese Richtung, üben. Gleichzeitig sollten Sie keine zusätzlichen Steigerungen der Belastung wie etwa die Wiederaufnahme der Arbeit vornehmen.

Üben Sie das Beugen der Wirbelsäule mit besonderer Vorsicht. So vermeiden Sie eine übermäßige Verlagerung der Gallertmasse nach hinten.

Da die Beugung der Wirbelsäule der häufigste auslösende Faktor für Bandscheibenvorfälle ist, sollte diese Bewegung mit besonderer Vorsicht geübt werden. Um einer schädigenden Verlagerung von Bandscheibengewebe nach hinten vorzubeugen, sollten Sie die Wirbelsäule vor und nach jeder wiederholten Übung in Beugung mindestens 5-mal endgradig strecken.

Ist das Beugen für Sie schon geeignet?

Die Streckung der Wirbelsäule nach der wiederholten Beugung ist ein wichtiger Kontrollparameter. Wenn die Beweglichkeit in Streckung nach der Beugung genauso ausgeprägt ist wie vor der Beugung, kann man davon ausgehen, dass durch die Übung kein Bandscheibengewebe nach hinten verdrängt wurde. Wenn dahingegen die Streckung nach den Übungen in Beugung eingeschränkt oder blockiert ist, so muss davon ausgegangen werden, dass wieder Bandscheibengewebe nach hinten verlagert wurde und die Beugung eine ungünstige Bewegung ist. Wenn dies der Fall ist oder nach den Beugungen Schmerz zurückbleibt, sollten Sie das Üben der Beugung um weitere 5 Tage verschieben.

Beugung der Lendenwirbelsäule aus Rückenlage

- 5-mal hochstützen aus Bauchlage
- Auf den Rücken drehen
- Beine mithilfe der Hände zum Bauch ziehen (Steigerung: bei der Beugung das Gesäß mit anheben)
- Nachlassen
- 10-mal wiederholen
- Auf den Bauch drehen
- 5-mal hochstützen

Die freie Beweglichkeit in Beugung wird im Stehen beurteilt. Sie ist erreicht, wenn bei gestreckten Kniegelenken der Abstand der Finger zum Boden zwischen 20 cm und 0 cm beträgt (siehe Abbildung Seite 51). Dabei entsteht kein Schmerz in Rücken oder Bein.

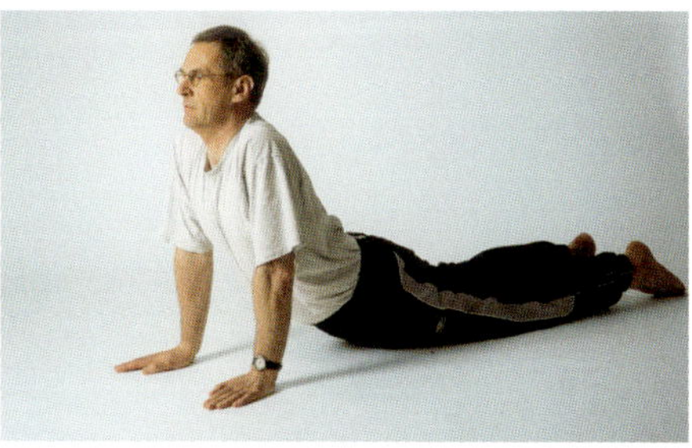

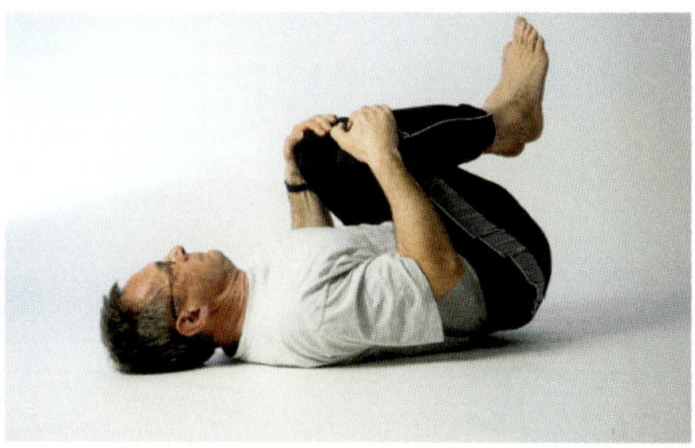

▲ Beugung der Lendenwirbelsäule aus Rückenlage

Beugung der Halswirbelsäule im Sitzen

- Aufrechter Sitz
- Halswirbelsäule 5-mal strecken (zur Decke schauen)
- Kinn in Richtung Brustbein bewegen, Halswirbelsäule beugen
- In die Ausgangsposition zurückbewegen
- 10-mal wiederholen
- Halswirbelsäule 5-mal strecken

Freie Beweglichkeit ist erreicht, wenn mit dem Kinn nahezu das Brustbein berührt wird.

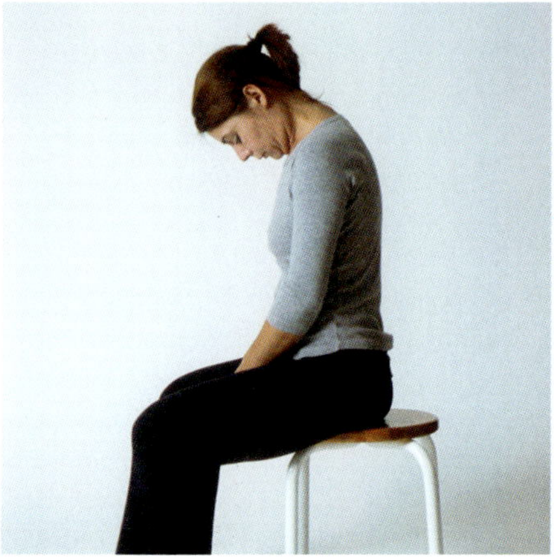

▲ Beugung der Halswirbelsäule im Sitzen

Die Wirbelsäule zur Seite neigen

Auf das gezielte Üben der Seitneigung der Brust- und Lendenwirbelsäule kann in der Regel verzichtet werden, da diese Bewegungsrichtung mit der Drehung, die intensiv geübt wird, verbunden ist und somit gleichzeitig verbessert wird. Die Beweglichkeit in Seitneigung der Halswirbelsäule sollten Sie gezielt prüfen und ggf. üben.

Seitneigung der Halswirbelsäule im Sitzen

- Aufrechter Sitz
- Kopf nach hinten bewegen, während der Unterkiefer etwa parallel zum Boden positioniert ist
- Kopf zur Seite neigen
- In die Ausgangsposition zurückbewegen
- 10-mal wiederholen
- Zur anderen Seite ebenso verfahren

Freie Beweglichkeit ist bei einem Winkel von ca. 50 Grad erreicht.

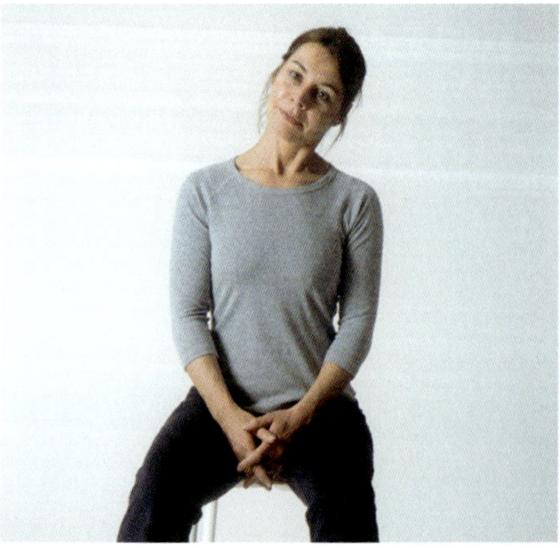

▲ Seitneigung der Halswirbelsäule im Sitzen

Die Beweglichkeit des Nervensystems verbessern

Schmerzen, Gefühlsstörungen und Muskelfunktionsstörungen können mitunter mit eingeschränkter Nervenbeweglichkeit zusammenhängen. Um diese zu erkennen und zu beheben, erfahren Sie in diesem Kapitel einiges zur Steigerung der Beweglichkeit des Nervensystems.

Die symmetrische freie Beweglichkeit des Nervensystems ist ein zentrales Ziel. Von eingeschränkter Nervengleitfähigkeit können sehr unangenehme, ausstrahlende Schmerzen und Funktionsstörungen der Nerven in Form von Gefühlsstörungen ausgelöst werden. Es ist denkbar, dass auch manche Muskelfunktionsstörungen mit eingeschränkter Nervenbeweglichkeit in Zusammenhang stehen. Im Gegensatz zur Gelenkbeweglichkeit, bei der durch einzelne einachsige Bewegungen eine Einschränkung feststellbar ist und Beschwerden in unmittelbarer Umgebung des Gelenks wahrgenommen werden, ist das Geschehen bei eingeschränkter Nervenbeweglichkeit vielschichtiger.

Nerven kommen bei verschiedenen Bewegungen der Extremitäten und der Wirbelsäule verschieden stark unter Spannung. Beschwerden können im Rücken oder Nacken und im gesamten Nervenverlauf spürbar werden. Gefühlsstörungen treten meistens an der Hand oder dem Fuß auf. Die Symmetrie des Bewegungsausmaßes und der Bereich, in dem Symptome ausgelöst werden, sind entscheidend zur Beurteilung eingeschränkter Nervenbeweglichkeit.

Wenn Sie beim Bewegen Ihrer Arme oder Beine Schmerzen im Bereich der Wirbelsäule spüren, deutet dies auf ein krankhaftes Geschehen hin.

Üben Sie immer mit der nicht betroffenen Extremität zuerst. Bewegen Sie flüssig, nicht ruckartig oder federnd. Bewegen Sie in die schmerzhafte Position hinein und sofort nach Wahrnehmung des Schmerzes wieder hinaus. Beginnen Sie mit niedriger Intensität. Bei Überdosierung können auch mehrere Stunden nach dem Üben Schmerzen auftreten. Dieser unangenehme Effekt kann durch langsame Steigerung der Anzahl der Wiederholungen und der Spannung, die auf das Nervensystem gebracht wird, vermieden werden.

Üben Sie zunächst mit 3 Wiederholungen der Bewegung 3-mal am Tag. Steigern Sie auf 5 Wiederholungen 5-mal am Tag und schließlich auf bis zu 10 Wiederholungen.

Untere Brustwirbelsäule, Lendenwirbelsäule und Beine

Typischerweise bei einer Bewegungseinschränkung schmerzhafte Bereiche sind das Gesäß, die Oberschenkelrückseite und die Wade. Typische Auslöser der Beschwerden sind Beugungen der Wirbelsäule bei gleichzeitig gestreckten Beinen wie z. B. Schuhe binden im Stehen oder Einsteigen ins Auto.

Schmerzen, die durch Druck auf den Ischiasnerv beim Sitzen ausgelöst werden, bilden sich ebenfalls gut durch Bewegungen der Beine zurück. Zur Steigerung der Bewegungen, die im Kapitel „Lenden- und Brustwirbelsäule" zur Mobilisierung des Nervensystems beschrieben wurden (siehe Seite 60), gehen Sie folgendermaßen vor:

Anheben des gestreckten Beines

- Rückenlage
- Betroffenes Bein bleibt gestreckt liegen
- Das andere Bein in Hüfte und Knie in Richtung Bauch beugen

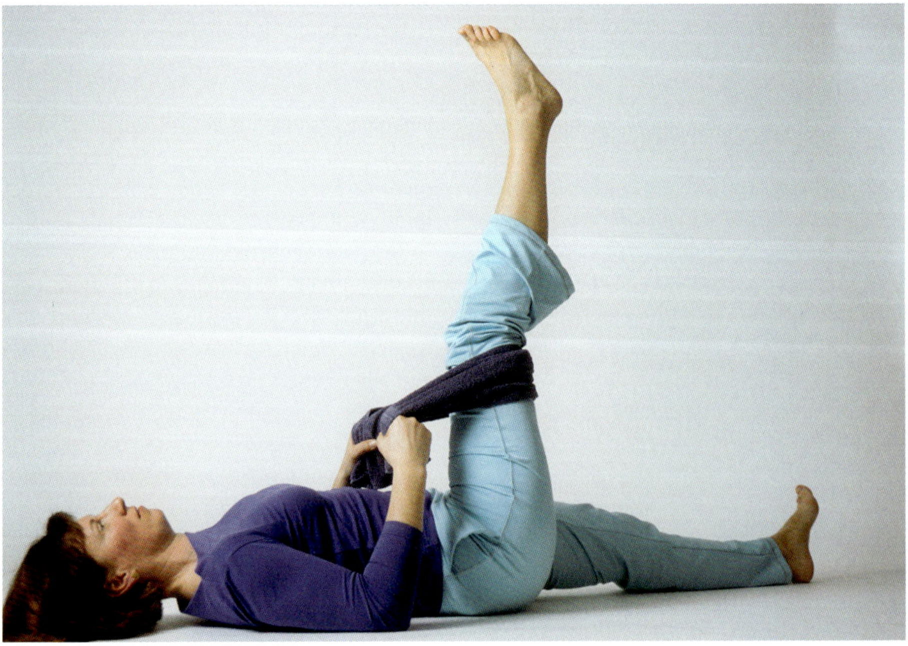

▲ Anheben des gestreckten Beines

- Den Oberschenkel dieses Beines mit einem Handtuch oder den Händen unterstützen
- Bei diesem Bein nun langsam das Knie strecken und dabei den Oberschenkel etwas absenken. Das Knie so weit in Streckung bewegen, bis auf der Rückseite des Beines oder im Rücken ein ziehender Schmerz entsteht
- Zusätzlich den Fuß hochziehen, in Richtung Körper – dabei wird das Ziehen stärker
- Sofort wieder zum Bauch beugen
- 3–10-mal wiederholen
- Mit dem betroffenen Bein ebenso verfahren

Normal ist ein Ziehen an der Oberschenkelrückseite und der Kniekehle ab etwa 70 Grad Hüftbeugung und gleichzeitig gestrecktem Kniegelenk

Beugung des Kniegelenkes in Bauchlage – Stufe 2

- Bauchlage, die Wirbelsäule liegt gerade, ohne seitliche Krümmung
- Knie der nicht betroffenen Seite so weit wie möglich beugen
- Den Fuß mithilfe der Hand am Knöchel bis zum Gesäß ziehen
- Unterschenkel wieder ablegen
- 3–10-mal wiederholen
- Mit dem betroffenen Bein ebenso verfahren

Freie Beweglichkeit ist erreicht, wenn ein Ziehen an der Oberschenkelvorderseite spürbar ist, während die Ferse das Gesäß berührt.

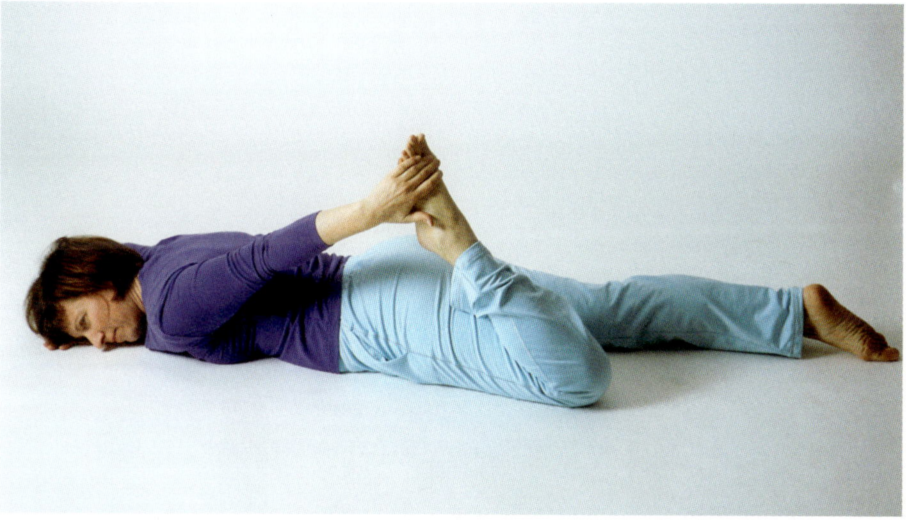

▲ Beugung des Kniegelenkes in Bauchlage

Obere Brustwirbelsäule, Halswirbelsäule und Arme

Einschränkungen der Beweglichkeit des Nervensystems im Bereich der oberen Brustwirbelsäule, der Halswirbelsäule und der Arme können durch Schmerzen im Bereich der Wirbelsäule und im gesamten Verlauf der Nervenbahnen in den Armen spürbar sein. Typischerweise bei einer Bewegungseinschränkung schmerzhafte Bereiche sind zwischen Schulterblatt und Wirbelsäule und die Oberarmaußenseite. Typische Auslöser der Beschwerden sind Beugungen des Nackens und der gesamten Wirbelsäule sowie die Armstreckung.

Zur Steigerung der Bewegungen, die im Kapitel „Hals- und obere Brustwirbelsäule" zur Mobilisierung des Nervensystems beschrieben wurden (siehe Seite 80), gehen Sie folgendermaßen vor:

Armbewegungen im Sitzen oder Stehen

- Aufrechter Sitz oder Stand
- Arme hängen lassen
- Ellenbogen der nicht betroffenen Seite beugen
- Finger strecken
- Handrücken Richtung Unterarm bewegen
- Fingerspitzen vom Körper weg drehen
- Mit der anderen Hand die Schulter nach unten in Richtung Gesäß schieben
- Arm 3–10-mal im Wechsel zur Seite strecken und beugen
- Mit dem anderen Arm genauso verfahren

Freie Beweglichkeit ist erreicht, wenn Sie erst bei gestrecktem Ellenbogen ein Ziehen im Unterarm und im Mittel- und Ringfinger wahrnehmen.

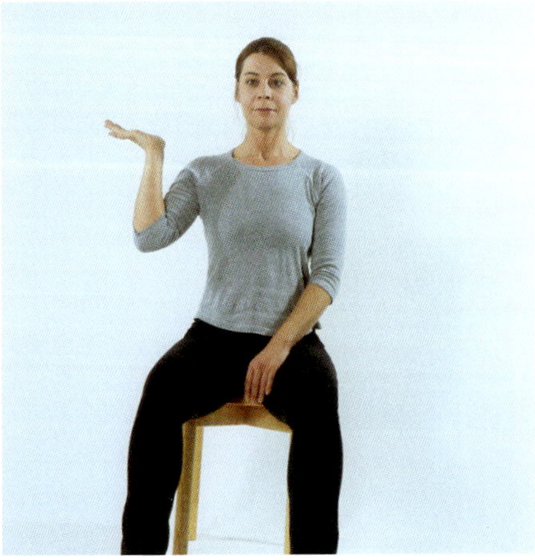

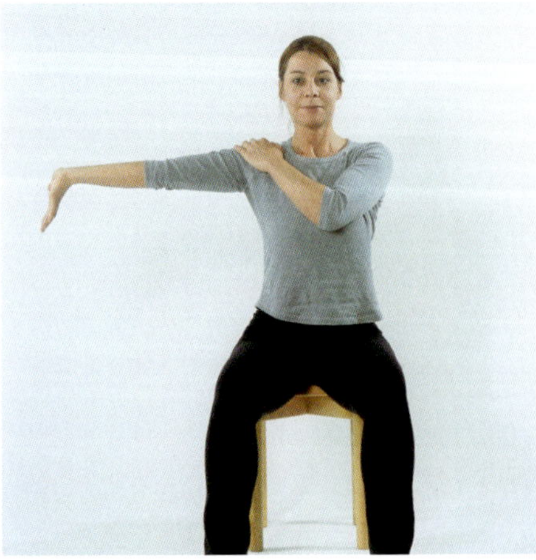

▲ Armbewegungen im Sitzen oder Stehen

Koordination und Kraft trainieren

Zum Schutz der Wirbelsäule vor schädigenden Belastungen ist neben der Bewegung auch die muskuläre Kontrolle von Haltung und Bewegung maßgeblich.

Die Aktivierung der Muskulatur, die für Stabilität zwischen den einzelnen Wirbeln sorgt, wurde bereits auf den Seiten 92ff. erklärt. Eine gute Grundspannung (Tonus) und Koordination dieser Muskulatur trägt entscheidend zur Linderung und Vorbeugung von Wirbelsäulenleiden bei.

Zusätzlich wird bei alltäglichen Handlungen und bei Freizeitaktivitäten auch Kraft in den großen Bauch- und Rückenmuskeln sowie in der Muskulatur der Extremitäten benötigt. Achten Sie bei allen Übungen darauf, dass Sie den Bauchnabel nach innen ziehen und dass Sie haltende Muskelspannung in Bauch und Rücken spüren.

Die Muskeln, die durch eine Nervenwurzelkompression geschwächt wurden, werden zusätzlich zu den hier gezeigten Übungen gezielt trainiert. Als Übungen werden dieselben Bewegungen wie für die Muskelfunktionstests genutzt (siehe in den Kapiteln zu den einzelnen Wirbelsäulenabschnitten).

Beginnen Sie mit 3 Wiederholungen jeder Übung 1–3-mal pro Tag und steigern Sie auf 10 oder mehr Wiederholungen 1–3-mal am Tag. Wahrscheinlich werden Sie an den folgenden Tagen nach Beginn des Trainings Muskelkater verspüren, der sich innerhalb weniger Tage zurückbildet. Üben Sie immer, ohne Schmerzen auszulösen.

Kräftigende Übungen in komplexen Bewegungsmustern fördern das Zusammenspiel der Muskeln von Rumpf und Extremitäten so, wie es im Alltag gebraucht wird. Das Training an Geräten, bei dem nur einzelne Muskeln angespannt werden, gewährleistet diesen Effekt nicht.

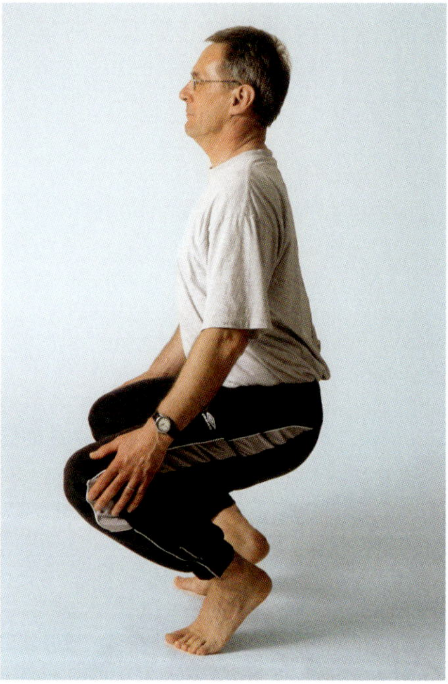

▲ Kniebeugen zur Stabilisierung des Rumpfs

Kniebeugen zur Stabilisierung des Rumpfs

Diese Übung trainiert zugleich das Gleichgewicht und die Beinmuskulatur.

- Aufrechter Stand
- Arme hängen lassen
- In die Knie gehen, dabei bleibt der Körper lotrecht (Schultergürtel über dem Becken)
- Hochkommen
- 3–10-mal wiederholen

Gehen Sie immer nur so weit in die Knie, dass Sie die Bewegung jederzeit kontrollieren können und keine Beschwerden in den Kniegelenken entstehen.

Hüpfen zur Stabilisierung des Rumpfs

Diese Übungen trainieren zugleich die Beinmuskulatur und steigern die Druckbelastbarkeit

- Aufrechter Stand
- Arme hängen lassen
- Leicht in die Knie gehen, dabei bleibt der Körper lotrecht (Schultergürtel über dem Becken), und zum Zehenstand hochstemmen im Wechsel
- Steigerung: auf der Stelle hüpfen, dabei sanft aufkommen
- Steigerung: auf der Stelle hüpfen, die Wirbelsäule drehen, sanft aufkommen
- Steigerung: Seilspringen, dabei sanft aufkommen
- Für 1–5 Minuten wiederholen

Kräftigung der Bauchmuskulatur – „Brückenbauch“

- Vierfüßlerstand
- Unterarm-Kniestütz
- Bauchnabel nach innen ziehen, Wirbelsäule still halten
- Beine so ausstrecken, dass nur noch die Unterarme und die Zehen Kontakt zur Unterlage haben
- Schultern von den Ohren weg in Richtung Fußende halten
- Die Position 3 Atemzüge lang halten
- Kontrolliert in den Vierfüßlerstand zurückkommen – locker lassen
- 3–10-mal wiederholen

Bei dieser Übung müssen die Bauchmuskeln eine Brückenspannung aufbauen und verhindern, dass die Wirbelsäule durchhängt.

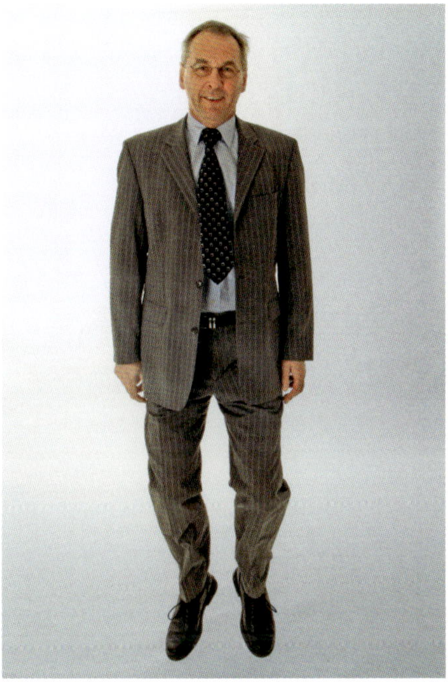

▲ Gerades Hüpfen auf der Stelle

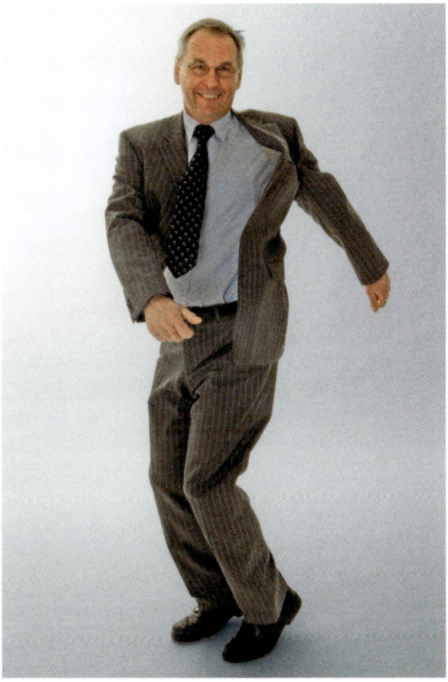

▲ Auf der Stelle hüpfen und die Wirbelsäule drehen

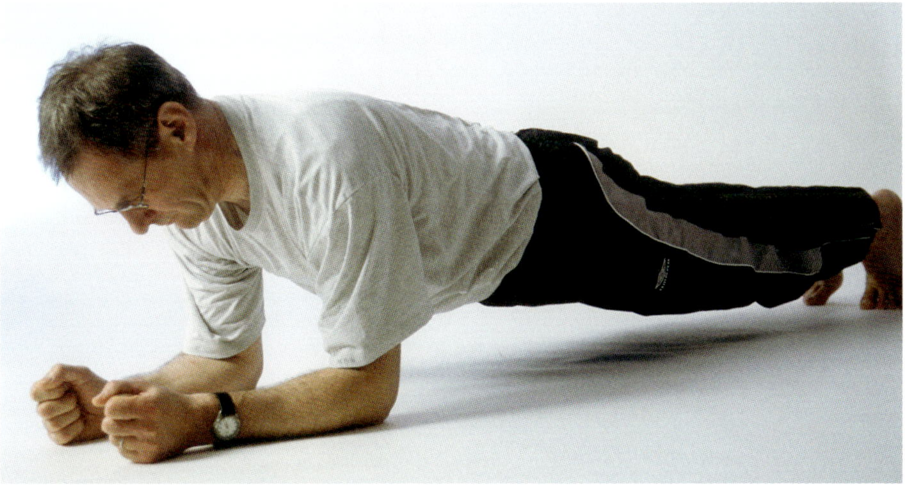

▲ Der „Brückenbauch“

Kräftigung der Bauchmuskulatur in Rückenlage

- Rückenlage
- Bauchnabel nach innen ziehen
- Füße nacheinander aufstellen
- Knie nacheinander in Richtung Bauch anheben
- Bauchmuskeln so anspannen, dass die Lendenwirbelsäule in einer mittleren Position gehalten wird
- Ein Bein zur Decke ausstrecken und langsam absenken
- Dabei halten die Bauchmuskeln die Lendenwirbelsäule in der mittleren Position (keine Zunahme der Streckung zulassen!)
- Bein wieder zum Bauch beugen
- Beine wechseln
- 3–10-mal wiederholen

Liegestützen zur Kräftigung der Rumpf-, Bein- und Armmuskulatur

- Auf Hände und Füße stützen
- Dabei die Wirbelsäule gestreckt halten, Bauchnabel nach innen
- Schultern von den Ohren weg in Richtung Fußende halten
- Die Bauchmuskeln verhindern, dass die Lendenwirbelsäule durchhängt
- Ellbogen 3–10-mal beugen und strekken, ohne an der Rumpfstellung etwas zu ändern

Bei Liegestützen müssen die Bauchmuskeln eine Brückenspannung aufbauen und verhindern, dass die Wirbelsäule in eine passive, übermäßige Streckung durchhängt. Beugen Sie die Ellenbogen nur so weit, dass Sie die Bewegung jederzeit kontrollieren können.

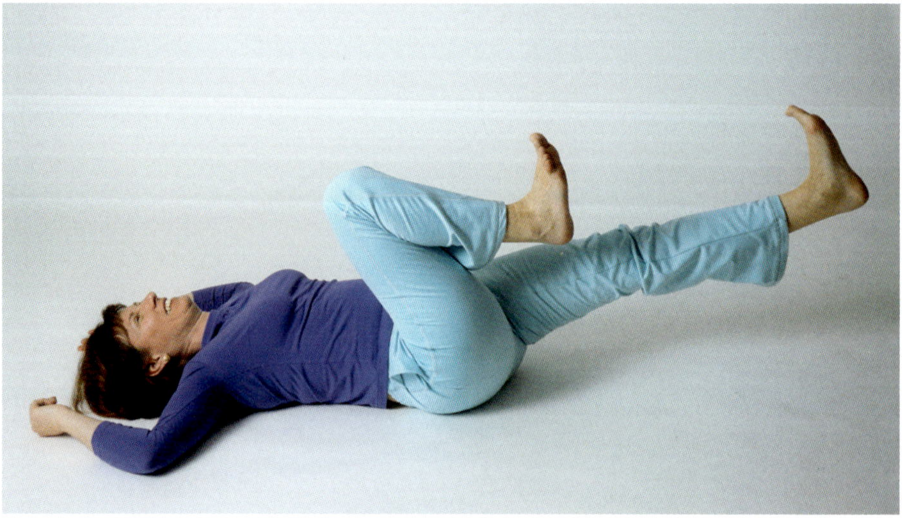

▲ Kräftigung der Bauchmuskulatur in Rückenlage

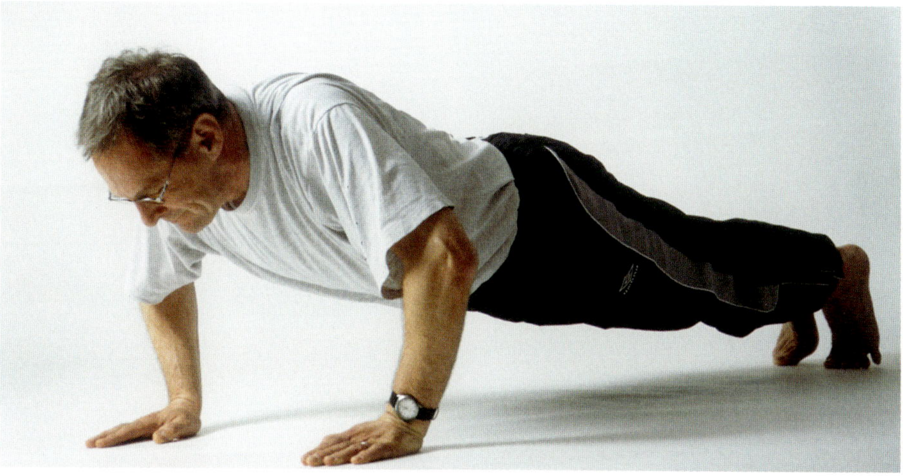

▲ Liegestützen

Gewichte heben zur Stabilisierung und zur Kräftigung

- Aufrechter Stand
- Ein Gewicht in jede Hand nehmen
- Arme hängen lassen
- Ellenbogen beugen
- Langsam wieder in Streckung zurückführen
- 5–15-mal wiederholen

Die Steigerung wird über das Gewicht geregelt, z. B. leere Flasche, mit einem Liter gefüllte Flasche, mit anderthalb Litern gefüllte Flasche, Wassereimer, Hanteln 2–5 kg.

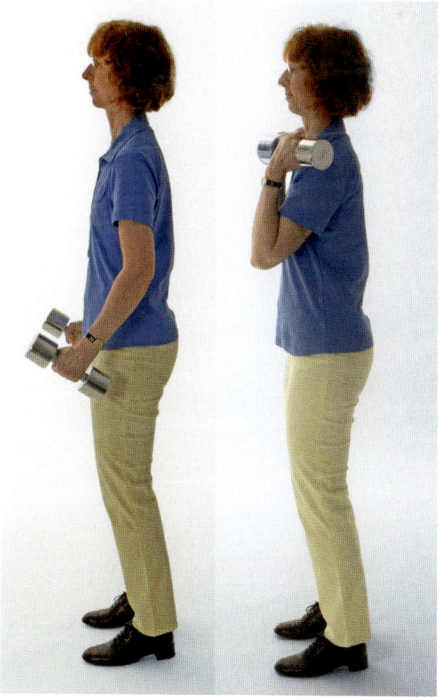

▲ Ellenbogenbeugen mit Gewichten

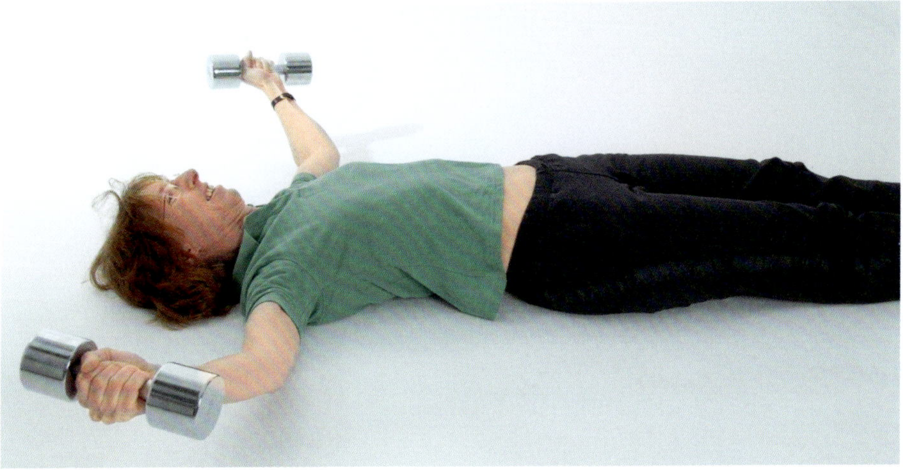

▲ Abspreizen der Arme mit Gewichten führt zur Stabilisierung der Wirbelsäule

Gewichte heben zur Stabilisierung der Wirbelsäule

Diese Übung trainiert zugleich die Brustmuskulatur.

- Rückenlage
- Ein Gewicht in jede Hand nehmen
- Arme zur Decke strecken
- Gestreckte Arme zur Seite absenken
- Dabei entwickeln die stabilisierenden Muskeln der Wirbelsäule automatisch eine erhöhte Spannung
- Wieder Richtung Decke zurückführen
- 5–15-mal wiederholen

Diese Übung stabilisiert die Wirbelsäule intensiv und wird in aller Regel als sehr wohltuend empfunden.

Drehung der Wirbelsäule zur Stabilisierung des Rumpfs und zur Kräftigung der Rumpfmuskulatur

Diese Übung wird bei korrekter Durchführung als besonders wohltuend empfunden. Sie vermittelt ein anhaltendes Gefühl der Stabilität und Kraft.

- Rückenlage
- Bauchnabel nach innen ziehen, dabei bleibt die Wölbung der Lendenwirbelsäule nach vorne erhalten
- Füße nacheinander aufstellen
- Knie nacheinander so anheben, dass zwischen Oberschenkeln und Rumpf etwa ein Winkel von 90 Grad entsteht
- Knie im Wechsel nach rechts und links absenken
- 3–10-mal wiederholen
- Füße nacheinander abstellen

Gehen Sie mit den Knien immer nur so weit zur Seite, dass Sie die Bewegung jederzeit kontrollieren können. Es soll kein Knacken in der Wirbelsäule ausgelöst werden.

Achten Sie auch darauf, dass Sie die Beine im Verlauf nicht absinken lassen. Der 90°-Winkel im Hüftgelenk soll erhalten bleiben.

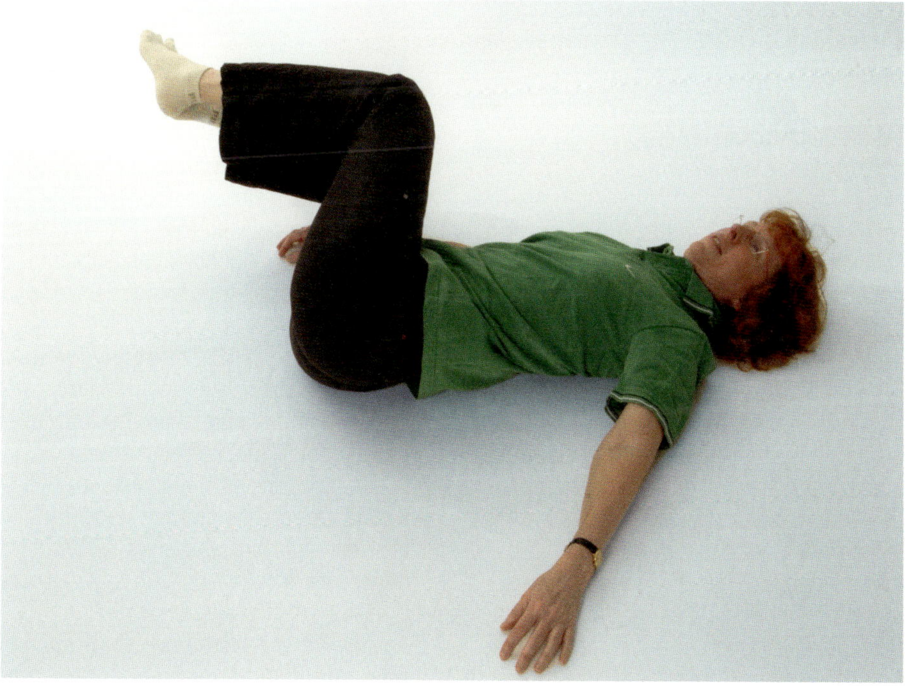

▲ Drehung mit angehobenen Beinen

Koordination und Gleichgewicht schulen

Das harmonische Zusammenspiel der Muskulatur (Koordination) und der ausgeglichene Zustand des Körpers über einer Unterstützungsfläche ohne bedeutsame Schwankungen (Gleichgewicht) sind eng miteinander verbunden.

Wenn nach einem Bandscheibenvorfall durch Schmerzen oder Gefühlsstörungen ungenaue Informationen über die Gelenkstellungen und die Muskelaktivität zum Gehirn geleitet werden, resultieren daraus ungenaue Bewegungen. Auch Lähmungen stören das Zusammenspiel der Muskulatur und das Gleichgewicht. Dies kann zu Unsicherheit und asymmetrischen Bewegungsabläufen führen.

Üben Sie vielseitige, Koordination und Gleichgewicht herausfordernde Bewegungen. Dabei wird immer auch die Muskulatur aktiviert, die die Wirbelsäule stabilisiert.

Unter Umständen gewöhnt man sich an, komplizierte Bewegungsabläufe zu unterlassen oder sich z. B. beim Treppengehen am Geländer festzuhalten. Durch diese Vermeidung werden Koordination und Gleichgewicht verlernt. Das entgegengesetzte Vorgehen führt zu erfolgreichen Bewegungsabläufen und Wohlbefinden.

Wenn Sie ein Instrument spielen, gerne handarbeiten oder schreiben, sollten Sie diese Tätigkeiten möglichst bald wieder aufnehmen, um die Fingerfertigkeit zu trainieren.

Jonglieren

Bälle üben auf alle Menschen eine Faszination aus. Sie wecken den Spieltrieb, und es macht Spaß, sie zu beherrschen. Die Konzentration auf wertfreie und koordinativ anspruchsvolle Bewegungsabläufe steigert den Muskeltonus und macht den Kopf frei.

- Aufrecht stehen, Füße hüftbreit auseinander, Knie in leichter Beugestellung
- Oberarme mit wenig Muskelspannung neben dem Rumpf halten
- Ellenbogen etwa 90 Grad gebeugt
- Die Hände kommen immer wieder in die Grundhaltung, also etwa Taillenhöhe, zurück
- Die Bälle werden auf etwas über Augenhöhe geworfen und in Hüfthöhe gefangen
- In jeder Hand einen Ball halten

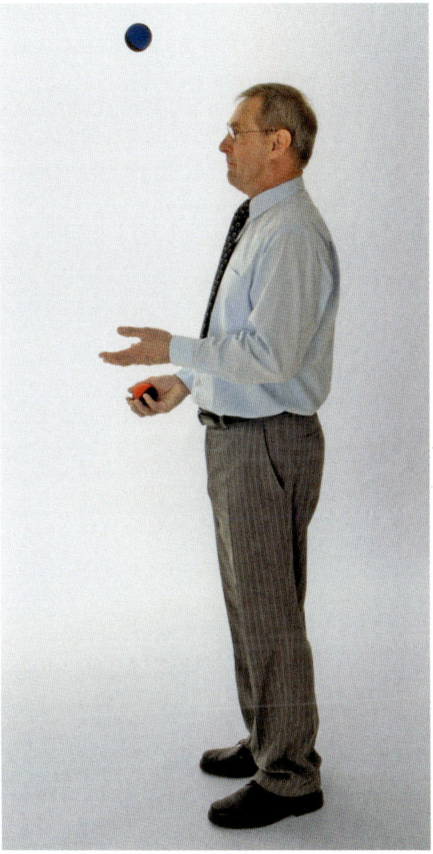
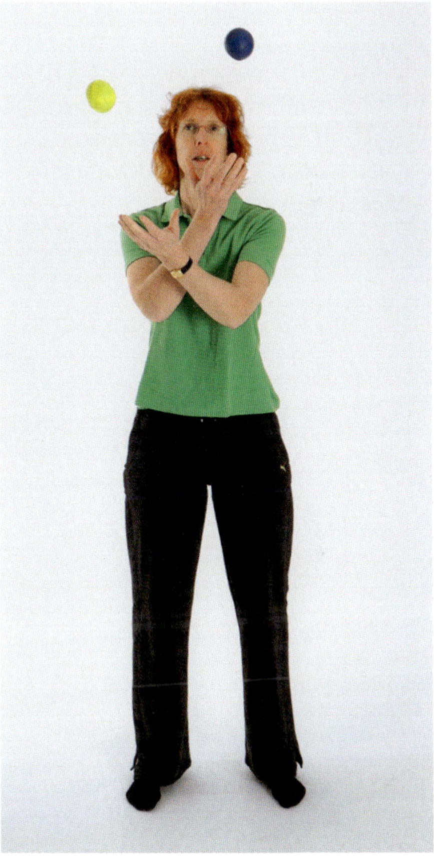

▲ Jonglieren fördert die aufrechte Haltung und macht Spaß

- Beide Bälle gleichzeitig gerade hoch werfen
- Die Hände überkreuzen
- Beide Bälle gleichzeitig mit gekreuzten Händen fangen
- Aus dieser Position die Bälle wieder gerade hochwerfen
- Die Hände wieder zurückbewegen zur Ausgangsstellung
- Bälle wieder fangen

Spaßige Jonglieranleitungen für Anfänger finden Sie bei Stephan Ehlers (siehe Literaturhinweise, Seite 132), für Fortgeschrittene im Internet. z. B. unter www.jong.de/jonglieren.

Auf einem Bein stehen und die Arme bewegen

- Üben Sie, auf einem Bein zu stehen
- Zusätzlich neben dem Körper mit den Armen zu kreisen erhöht den Trainingseffekt
- Als weitere Steigerung der Schwierigkeit beugen und strecken Sie das Kniegelenk im Wechsel
- Machen Sie Ballübungen, auf einem Bein stehend
- Trocknen Sie im Alltag immer die Füße im freien Einbeinstand ab

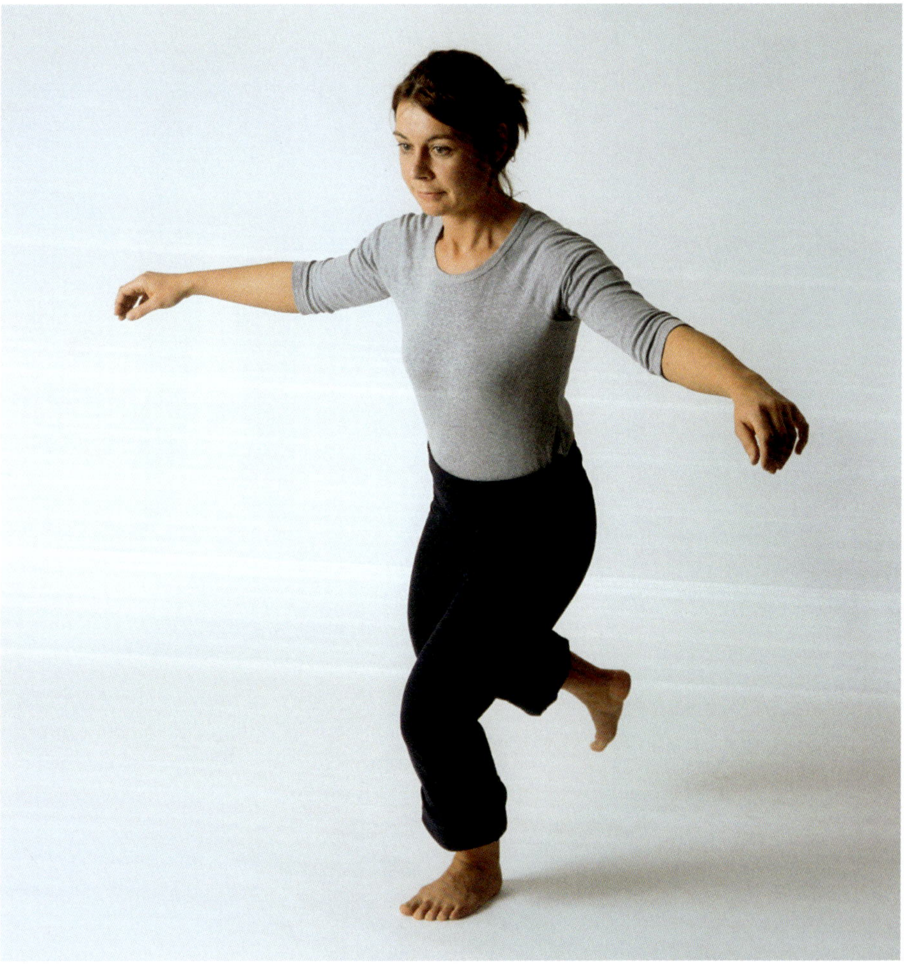

▲ Auf einem Bein stehen und die Arme bewegen

Die Ausdauer steigern

Nach einem Bandscheibenvorfall kann die Kondition beeinträchtigt sein. Gehen und Laufen sind wohltuende und effektive Möglichkeiten, die Ausdauer zu verbessern.

Nach einem Bandscheibenvorfall, der eine mehr als 2-wöchige Krankheitsdauer mit sich bringt, wird Ihre Kondition merklich reduziert. Die erste Stufe des Ausdauertrainings besteht aus Gehen. Wenn Sie über mehrere Wochen durch Schmerzen am Gehen gehindert wurden, werden Sie nach einem 30-minütigen Spaziergang bereits eine erhebliche Ermüdung und am darauffolgenden Tag das Gefühl des Muskelkaters in den Beinen verspüren. Diese Unannehmlichkeiten sind normal und bilden sich nach ein bis zwei Tagen zurück. Steigern Sie die Gehstrecke kontinuierlich. Auch Treppensteigen ist ein nützliches Konditionstraining.

Wenn die Symptome weitgehend abgeklungen sind, können Sie mit dem Lauftraining beginnen. Beim Gehen berührt immer ein Fuß den Boden, dahingegen beinhaltet Laufen eine Flugphase, während der beide Füße in der Luft sind.

Gehen und Laufen sind die natürlichen Fortbewegungsarten des Menschen und somit nicht schädlich, sondern für die Gesundheit notwendig.

Auch nach einem konservativ oder operativ behandelten Bandscheibenvorfall ist Laufen eine wohltuende sportliche Aktivität. Beim Laufen wird der Muskeltonus der Arme, des Rumpfes und der Beine optimiert. Die Wirbelsäule wird aufgerichtet, Bauch- und Rückenmuskulatur stabilisieren den Rumpf.

Tipps für Ihr Lauftraining

Ihr erster Lauf, nachdem Sie eine Episode von Rückenschmerzen oder einen Bandscheibenvorfall überwunden haben, sollte nicht mehr als 15 Minuten dauern. Wechseln Sie zwischen Laufen und Gehen jeweils nach einer Minute. Laufen Sie so langsam, dass ein zügig ausschreitender Spaziergänger Ihr Tempo halten kann. Laufen Sie nicht öfter als alle 2 Tage, damit sich der Körper erholen und anpassen kann. Steigern Sie die Phasen, in denen Sie laufen, und reduzieren die Phasen, in denen Sie gehen.

Nach 2 Wochen Training können Sie 15 Minuten ohne Pause laufen. Steigern Sie langsam die Streckenlänge, bis Sie 3-mal pro Woche 20 bis 40 Minuten laufen. Das Tempo sollte so sein, dass Sie jeden Schritt abfedern und sanft aufkommen, gleichzeitig sollte die Atmung eine Unterhaltung zulassen.

Spezielle Laufschuhe mit einer leichten Dämpfung schonen die Gelenke. Sogenannte Neutralschuhe sind solchen Schuhen vorzuziehen, die passiv bestimmte Kippbewegungen (Über- oder Unterpronation) des Fußes korrigieren sollen. Passive Unterstützungselemente führen zu einer Schwächung der Muskulatur. Das Laufen auf asphaltierten Wegen ist einfacher und weniger verletzungsträchtig als das Laufen auf unebenen, weichen Naturböden.

Welche Sportarten sind geeignet?

Ziel dieses Übungsprogramms ist es, dass Sie nach dem Abklingen der Beschwerden alle Tätigkeiten Ihren Fähigkeiten und Wünschen entsprechend unternehmen können.

Körperliche Aktivität führt zu Anpassungsvorgängen im Gewebe und damit zu einer Leistungs- und Belastbarkeitssteigerung. Voraussetzung für diese positiven Vorgänge ist die angemessene Intensität der Belastung. Nur bei zu hoher Intensität kommt es zu Verletzungen und krankhaften Abnutzungsvorgängen. Das für den eigenen Körper angemessene Maß an Krafteinsatz, Anzahl der Wiederholungen, Dauer der Belastung, Gewichtsbelastung und Bewegungsausmaß zu finden, ist die hohe Kunst des gesundheitsfördernden Sporttreibens.

Sport, den Sie vor dem Beginn von Rückenschmerzen betrieben haben, sollten Sie nach dem Abklingen der Beschwerden wieder aufnehmen.

Wenn Sie Ihre Sportart, die Sie schmerzbedingt eine Weile nicht betrieben haben, wieder aufnehmen, beginnen Sie langsam mit geringer Intensität. Im Folgenden geben wir Empfehlungen für Sportarten, die bei Bandscheibenschäden einen positiven Effekt auf die Rückbildung von Restbeschwerden und auf die Vermeidung von Rückfällen haben.

Die Risiken einzelner Sportarten bezüglich Bandscheibenschädigungen werden weiter hinten dargestellt. Solche Sportarten sollten nicht mit dem Ziel der Gesundheitsförderung für die Bandscheiben neu begonnen werden. Wenn Sie eine solche Sportart gerne betreiben möchten, probieren Sie aus, wie Ihr Körper darauf reagiert.

Laufen, Reiten, Skifahren. Sportarten, bei denen die Wirbelsäule aufrecht ist, sind geeignet, einen Ausgleich zu den alltäglichen Tätigkeiten mit gebeugter Wirbelsäule zu schaffen. Die muskuläre Kontrolle der Wirbelsäule wird besonders durch abwechslungsreiche und koordinativ schwierige Bewegungen, wie z. B. Laufen in unebenem Gelände, Reiten oder Skifahren, gefördert. Anleitungen zum Lauftraining finden Sie auf Seite 123.

Schwimmen. Das Schwimmen wird häufig als Therapie und zur Vorbeugung von Rückenschmerzen empfohlen. Da das Umziehen, Abseifen und Abtrocknen vor und nach dem Schwimmen mit einer ausgiebigen Beugung der Wirbelsäule verbunden sind und die stabilisierende Muskulatur durch den Wegfall der Schwerkrafteinwirkung im Wasser nur wenig aktiviert wird,

Üben Sie nach Plan

Ein für die persönlichen Bedürfnisse angemessener Übungsplan kann helfen, auch nach dem Abklingen der Beschwerden aktiv für die eigene Gesundheit zu sorgen. Hier finden Sie verschiedene Beispiele.

Wenn bei einem Bandscheibenvorfall die Beschwerden mithilfe von aktiven Übungen überwunden werden konnten, ist in der Regel die Motivation, weiterhin zu üben, zunächst groß. Bei anhaltender Beschwerdefreiheit nimmt bei vielen Betroffenen die Übungsintensität ab. Aufgrund der Häufigkeit von Bandscheibenleiden erscheint es allerdings sinnvoll, dass jeder zur Vorbeugung eines Rückfalls oder einer ersten Bandscheibenschädigung ein regelmäßiges Übungsprogramm absolviert. Die mechanischen Faktoren, die einen Bandscheibenvorfall begünstigen, können in der Regel gut durch gezielte Bewegung und Muskelaktivität ausgeglichen werden.

Minimale Verhaltensanpassung

Der Zeitaufwand, den Sie mindestens für die Gesundheit Ihrer Wirbelsäule aufbringen sollten, ist in Minuten kaum messbar, da sich die Übungen, Haltungs- und Bewegungsmuster in den Alltag integrieren und auf den ganzen Tag verteilen.

- Nach dem Aufwachen 4 Minuten auf den Bauch legen – dabei den Kopf jeweils die Hälfte der Zeit nach rechts, die andere Hälfte nach links drehen – danach 10-mal hochstützen
- Tagsüber einseitige Haltungen jede Stunde durch Gegenbewegungen ausgleichen
- Alle zwei Stunden die aufrechte Haltung kontrollieren, vom Sitzen aufstehen, im Stehen hüpfen, einige Kniebeugen machen
- In der Mittagspause 10 Minuten gehen
- Nach der Arbeit auf den Bauch legen – 10-mal hochstützen
- Abends im Bett 10-mal hochstützen – zum Einschlafen auf den Bauch legen

Kurzer Übungsplan (11 Minuten pro Tag)

Ergänzend zu den Verhaltensmaßnahmen können Sie mit wenigen Übungen Ihr Wohlbefinden und Ihre Fitness spürbar verbessern. Üben Sie lieber wenig als mit schlechtem Gewissen überhaupt nicht.

- Drehung der Wirbelsäule in Rückenlage mit angehobenen Beinen 15-mal
- Rückenlage – Beinbewegungen zur Mobilisierung der Nervenbahnen 5-mal mit jedem Bein (nach einer Nervenwurzelreizung im Halswirbelbereich zusätzlich Armbewegungen zur Mobilisierung der Nervenbahnen dort)
- Bauchlage – hochstützen mit Streckung der gesamten Wirbelsäule 10-mal
- Im Stand 15 Kniebeugen
- Im Stand – mit 5-kg-Hanteln Ellenbogen 15-mal beugen und strecken

Intensiver Übungsplan (bis 40 Minuten pro Tag)

Wenn Sie sich etwas intensiver belasten wollen und auch für Sport, Gartenarbeit, körperliche Berufstätigkeit oder das Heben von Gewichten wie z.B. Kinder, Baumaterial, Umzug, gerüstet sein möchten, dann empfiehlt es sich, einmal pro Woche bis täglich 30–40 Minuten zu trainieren.

Samstag, Montag und Donnerstag.
Vor dem Frühstück oder vor dem Abendessen
- 20–40 Minuten langsam laufen

Sonntag, Dienstag, Mittwoch und Freitag.
Morgens vor dem Frühstück (15 Minuten):
- 2 Minuten auf der Stelle laufen
- Aus dem aktiv aufgerichteten Stand 15-mal Knie beugen
- Bauchlage, 10-mal hochstützen
- 5-mal „Brückenbauch" (Kräftigung der Bauchmuskulatur im Unterarmstütz)
- Rückenlage, 15-mal zu jeder Seite Wirbelsäule mit angehobenen Beinen drehen
- Rückenlage, ein Gewicht halten, Ellenbogen strecken, Arme 15-mal abspreizen
- Rückenlage, 10-mal jedes Bein zur Mobilisierung des Nervensystems strecken und beugen
- Bauchlage, 10-mal jedes Bein zur Mobilisierung des Nervensystems im Kniegelenk beugen und strecken
- 5 Liegestütze
- Aufrechter Stand, 10-mal jeden Arm zur Mobilisierung des Nervensystems beugen und strecken
- Auf jedem Bein im Einbeinstand für 2 Minuten stehen
- Eine Minute hüpfen

Vor dem Abendessen (15 Minuten):
- 3 Minuten auf der Stelle laufen
- Aus dem aktiv aufgerichteten Stand 20-mal Knie beugen
- Bauchlage, 10-mal hochstützen
- Im Stand 15-mal mit einem Gewicht in jeder Hand die Ellenbogen beugen und strecken

hat diese Sportart vermutlich jedoch einen geringen therapeutischen und vorbeugenden Wert. Brustschwimmen ist wegen der Streckung der gesamten Wirbelsäule dem Rückenschwimmen vorzuziehen.

Radfahren. Das Radfahren wird von Patienten nach einem Bandscheibenvorfall sehr unterschiedlich wahrgenommen. Die einen empfinden es als wohltuend, bei anderen löst es Beschwerden aus. In der Regel halten die Beschwerden nur kurze Zeit an und können durch langsame Anpassung überwunden werden. Stellen Sie den Lenker so ein, dass Sie möglichst aufrecht sitzen. Beginnen Sie mit einer kurzen Fahrt ohne Steigungen, bei denen die Wirbelsäule in eine vermehrte Beugung gebracht wird. Unterbrechen Sie eine Radtour spätestens, wenn ein unangenehmes Gefühl im Rücken spürbar wird, und wiederholen Sie dann die Streckung der Wirbelsäule im Stehen 10-mal (siehe Seite 100).

Ballsportarten. Sportarten, bei denen man die Bewegungen nicht kontrollieren kann, bergen ein erhöhtes Verletzungsrisiko. Dazu gehören vor allem auch Mannschaftssportarten wie Fußball und Handball, bei denen unvorhersehbare Körperkontakte und damit Krafteinwirkungen auf den Körper entstehen. Diese Sportarten sind für ihr Verletzungsrisiko bekannt. Dieses bezieht sich also nicht nur auf die Wirbelsäule. Schwungvolle, ruckartige Bewegungen, wie sie beim Tennisspielen und beim Golfspielen vorkommen, können ebenfalls Beschwerden auslösen.

Service

Wir haben in diesem Buch weitgehend auf Fachbegriffe und Fremdwörter verzichtet. Damit Sie aber in der Lage sind, häufig verwendete Fachausdrücke zu verstehen, haben wir diese hier erklärt. Manche Fragen beschäftigen viele Betroffene immer wieder. Unten sind die Wichtigsten zusammengestellt und beantwortet.

Häufig gestellte Fragen

Welches ist die wichtigste Maßnahme zur Vermeidung von Bandscheibenleiden?

- Die regelmäßige Streckung der Wirbelsäule im Stehen oder in Bauchlage.

Wie lange sollte ich krankgeschrieben werden?

- Bis die Haltungen und Bewegungen, die Sie während der Arbeit durchführen, keine erhebliche Zunahme der Beschwerden auslösen.

Wäre Fango und Massage eine gute Ergänzung der Therapie?

- Nein! Wenn Wärme wohltuend ist, nutzen Sie eine heiße Dusche oder eine Wärmflasche. Massagen sind bei Bandscheibenleiden eher nicht hilfreich.

Sollte ich zusätzlich zu den Übungen zur Akupunktur gehen?

- Nein! Es gibt weder Nachweise noch plausible Erklärungsmodelle einer günstigen Beeinflussung von Bandscheibenschäden durch Akupunktur.

Sollte ich Krafttraining im Fitnessstudio machen?

- Als Ergänzung zu dem Training in alltäglichen Bewegungsmustern und wenn es Ihnen Freude macht. Nur unter Anleitung eines in Trainingstherapie ausgebildeten Physiotherapeuten.

Was soll ich machen, wenn ich plötzlich wieder Schmerzen bekomme?

- Gehen Sie systematisch vor, wie zu Beginn der Übungsbehandlung.

Ich möchte lieber auf Medikamente verzichten. Warum und wie lange sollte ich die Schmerzmittel trotzdem nehmen?

- Zur Entzündungshemmung und um Chronifizierung von Schmerzen zu vermeiden, etwa ein bis zwei Wochen lang.

Kann ich wieder Rad fahren?

- Ja.

Welche Sportart ist gesund für mich?
- Besonders Laufen. Sie sollten aber auch andere Sportarten nach Ihren persönlichen Vorlieben ausüben.

Welche Sitzgelegenheit ist gut für mich?
- Ein höhenverstellbarer Stuhl mit einer 20-Grad-Neigung der Rückenlehne.

Zusätzlich sollten Sie eine Lendenrolle zur Unterstützung der Lendenlordose benützen.

Wäre ein Stehpult günstig?
- Ja, das Stehen ist eine günstige Abwechslung zu stereotypem Sitzen.

Häufig benutzte Fachbegriffe und Fremdwörter

Anamnese:
Geschichte einer Erkrankung

Brachialgie:
Armschmerz

Chronifizierung:
Ausbildung eines „Schmerzgedächtnisses“ mit Schmerzüberempfindlichkeit durch anhaltende Schmerzreize

Computertomographie (CT):
bildgebendes Verfahren, das auf der Registrierung der Abschwächung von aus verschiedenen Richtungen ausgesandten Röntgenstrahlen durch die Gewebe des Körpers beruht

CT:
siehe Computertomographie

Depressivität:
psychischer Zustand mit niedergeschlagener Stimmung, Antriebsverlust, Gedanken der Hilf- und Hoffnungslosigkeit sowie Rückzugsverhalten

Diagnose:
Zuordnung einer gesundheitlichen Störung zu einem Krankheitsbegriff

Diagnostik:
Verfahren, die zur ursächlichen Abklärung gesundheitlicher Beschwerden bzw. zur Klassifizierung einer Krankheit angewandt werden. Dazu gehören Anamnese und körperliche Untersuchungen sowie ggf. auch apparative Diagnostik und Laboruntersuchungen

Dosierung:
Festlegung der Menge z. B. eines Arzneimittels oder der Intensität (Krafteinsatz, Bewegungsausmaß und Wiederholungszahl) z. B. von Übungen

Genesung:
Rückbildung von Krankheitszeichen

Hexenschuss:
tiefer Rückenschmerz, Kreuzschmerz

Hohlkreuz:
übermäßige Vorwölbung der Lendenwirbelsäule, Unfähigkeit, beim Anheben der Arme den Brustkorb über dem Becken im Lot zu halten

Ischialgie oder Ischias:
Beinschmerz im Verlauf des Ischiasnerves, über das Gesäß und die Rückseite des Oberschenkels ziehend

Kernspintomographie:
siehe Magnetresonanztomographie

Lumbago:
Rückenschmerz, Kreuzschmerz

Lumbalgie:
Rückenschmerz, Kreuzschmerz

Lumboischialgie:
Rückenschmerz kombiniert mit ausstrahlendem Beinschmerz

Magnetresonanztomographie (MRT):
bildgebendes Verfahren, das auf der Registrierung elektromagnetischer Wellen aus dem Körper nach Anlage eines externen Magnetfeldes beruht

Mobilisierung:
aktive oder passive Bewegung zur Vergrößerung des Bewegungsausmaßes

MRT:
siehe Magnetresonanztomographie oder Kernspintomographie

Prävention:
vorbeugende Maßnahme

Rehabilitation:
Wiederherstellung, im weiteren Sinne; Maßnahmen, die der Wiederherstellung des Zustandes vor einer Erkrankung dienen

Rezidiv:
Rückfall, Wiederauftreten einer Krankheit nach Ausheilung

Spinalkanalstenose:
Enge des Wirbelkanals, in der Regel durch knöchernen Anbau

Spondylolisthese:
Gleitwirbelbildung

Zervikobrachialgie:
Nackenschmerz kombiniert mit ausstrahlendem Armschmerz

Register

Aktivität, elektrische 21
Akupunktur 36, 129
Alltagsbelastung 38
Arbeitsplatz 31, 94, 95
Armbewegungen 83, 85
Armmuskeln 72, 81
Armmuskeln, Kräftigung der 81, 116
Aufrichtung (der Wirbelsäule) 11, 25, 76, 78, 82, 83, 85
Ausdauer 89, 123
Ausdauerbelastung 25, 26

Bandscheibe 11, 12, 25
Bauchlage 25, 39, 41, 68, 126
Bauchlage, Handstütz aus 64, 65
Bauchlage, Hochstützen aus 68, 103, 107, 127
Bauchlage, Kniebeugung in 62
Bauchlage, Lesen in 25
Bauchlage, mit angebeugtem Bein 56
Bauchlage, Schreiben in 101
Bauchmuskulatur 19, 35, 90, 93, 113, 123
Bauchmuskulatur im Unterarmstütz 127
Bauchmuskulatur, Kräftigung der 114, 116, 127
Beckengürtel 14, 98
Behandlungsverfahren, passive 30
Bein, Anheben des gestreckten B. 60, 110
Bein, auf einem B. blancieren 33
Bein, auf einem B. stehen 122
Beinmuskulatur, Kräftigung der 116
Belastbarkeit 7, 30, 32, 35, 60, 80, 83, 88
Belastbarkeit, Wiederherstellung d. 63, 88
Belastungen 25, 31, 32, 90, 97, 102, 106, 125
Belastungen, einseitige 99
Belastungen, psychische 10
Belastungen, schädigende 113
Belastungen, statische 35
Beschwerden, Abklingen 125
Beschwerden, akute 7
Beschwerden, Entstehung der B. 12
Beschwerden, körperliche 10
Beschwerden, mechanische 10
Beschwerden und Bandscheibenvorfall 7
Beschwerden, Ursache 6, 30, 35, 96
Beschwerden, Verstärkung der B. 18
Beschwerden, Zuordnung der B. 10, 12
Bett 39, 67, 126
Bett, Aufstehen 99
Bett, Hinlegen 99
Beugung 12, 14, 22, 25, 39, 51, 59, 78, 106, 107
Beugung aus Rückenlage 59
Beugung, Bandscheiben 32
Beugung, Beweglichkeit 107
Beugung des Kniegelenkes 111
Beugung, Halswirbelsäule 95, 108
Beugung, Lendenwirbelsäule 68, 107
Beugung, Wirbelsäule 25, 26, 30, 32, 33, 51, 59, 78, 94, 107, 125, 128
Beweglichkeit, Brustwirbelsäule 102
Beweglichkeit, eingeschränkte 14, 102, 112
Beweglichkeit, Hals- und Lendenwirbelsäule 102
Beweglichkeit, Halswirbelsäule 84, 106, 108
Beweglichkeit, Lendenwirbelsäule 104
Beweglichkeit, Wirbelsäule 15, 18, 33, 51, 102
Bewegungsablauf 39, 55
Bewegungstest 19, 37
Bildgebende Verfahren 6, 12, 22, 23, 31, 65, 82, 130, 131
Brückenbauch 114, 127
Brustmuskulatur 90
Brustwirbelsäule 35, 55, 90, 102, 110
Brustwirbelsäule, Drehung 56
Brustwirbelsäule, obere 35, 71, 72, 73, 75, 76, 112
Brustwirbelsäule, Streckung 55
Brustwirbelsäule, untere 35, 53, 110

Computertomographie (CT) 22, 130

Dehnungstest, Nervenwurzeln 50, 73
Differenzialdiagnosen 13, 23
Diskographie 23
Dokumentation(sbogen) 13, 30, 52, 72, 73, 74, 88
Drehung 15, 51, 56, 77, 82, 83, 99, 105, 106, 108
Drehung aus Rückenlage 56
Drehung aus Seitenlage 56, 106
Drehung Beine 68
Drehung des Kopfes 77, 106
Drehung, Halswirbelsäule 83, 85, 98, 99, 106
Drehung, Wirbelsäule 26, 56, 60, 64, 65, 105, 119, 126

Einbeinstand 122, 127
Elektromyographie (EMG) 21
Elektroneurographie 21
Ellenbogenbeugung 72
Ellenbogenstreckung 73
Entzündungsphase, akute 38
Erholung 32

Fango 7, 30, 31, 129
Fersengang 20
Finger-Boden-Abstand 20, 51
Finger-Boden-Test 20
Fingerspreizung 73
Fitness 83, 88, 126
Fitness, Steigerung 35, 64, 65, 68, 82, 83, 85, 87
Fitnessstudio 129

Gang 15, 20
Gedächtnis 20

Gefügelockerung 23, 25, 26
Gefühlsstörung 10, 11, 14, 16, 17, 18, 19, 42, 109, 120
Gehen 15, 20, 24, 25, 40, 44, 49, 63, 88, 90, 123
Gesäßmuskulatur 55, 92, 104
Gewicht, anheben und absetzen 33, 59, 72, 73, 81, 95, 97, 117, 118, 127
Gleichgewicht 97, 114, 120

Halsmuskulatur 35, 84, 93
Halsmuskulatur, Kräftigung der 93
Halswirbelsäule 14, 15, 21, 22, 25, 35, 71, 72, 75, 76, 82, 84, 85, 90, 98, 99, 102, 108, 112
Halswirbelsäule, aufrechte Position 95
Halswirbelsäule, Bandscheibenoperation 84
Halswirbelsäule, Beugung 84, 95, 108
Halswirbelsäule, Beweglichkeit 74
Halswirbelsäule, Bewegungen 83
Halswirbelsäule, Drehung 83, 99, 106
Halswirbelsäule, Nervenwurzeln 73
Halswirbelsäule, Seitneigung 99, 108
Halswirbelsäule, Streckung 78, 82, 83, 85, 98, 100, 104, 108
Halswirbelsäule, Übungen 82, 103
Haltung 6, 7, 35, 73, 90, 91
Handstütz 56, 64, 65
Handstütz, mit angebeugtem Bein 56
Handstütz, Streckung der Brustwirbelsäule 55
Handstütz, Streckung der Lendenwirbelsäule 55
Heben 11, 85, 88, 96, 97, 102, 127
Heben, schweres 14
Hexenschuss 25, 130
Hinken 15
Hochstützen aus Bauchlage 68, 103, 107
Hohlkreuz 32, 91, 131
Hüftgelenk 21, 66, 95, 97
Hüftgelenk, gebeugt 32, 56, 98, 102
Hüftmuskulatur 19
Hüpfen 25, 114, 126, 127

Jonglieren 120

Kniebeugen 25, 68, 85, 114, 126
Kniebeugung in Bauchlage 62
Kniegelenk 32, 50, 51, 95, 97, 114, 122, 127
Kniegelenk, gebeugt 55, 56, 62, 98, 102, 111
Kniegelenk, gestreckt 107, 111
Kondition 123
Konditionstraining 123
Koordination 34, 102, 113, 120
Koordinationsfehler 92
Koordinationsübungen 7, 35
Kopf, Bewegung nach hinten 76, 77, 78, 91, 96, 97, 104, 108
Kopf, Drehung 77, 106
Kopfkissen 39, 98
Kopf, Rückbewegung 76, 78, 82, 83, 85
Kopf, zur Seite neigen 78, 108
Körpergewicht 34
Kraftentfaltung 72
Krafttraining 129
Krankheitszeichen 10, 11, 130
Kreislauftraining 7, 66

Lähmung 16, 17, 20, 120
Laufschuhe 124
Lauftraining 123, 125
Lebensalter 13, 25, 98
Lendenlordose 92, 130
Lendenrolle 96, 130
Lendenwirbelsäule 15, 21, 22, 35, 39, 53, 59, 68, 90, 92, 100, 102, 104, 108, 110, 116
Lendenwirbelsäule, Bandscheibenvorfall 7, 34
Lendenwirbelsäule, Beschwerden 14
Lendenwirbelsäule, Beugefähigkeit 34
Lendenwirbelsäule, obere 50
Lendenwirbelsäule, Rückenlage 107
Lendenwirbelsäule, Streckung 55, 68
Lendenwirbelsäule, Übungen 103
Lendenwirbelsäule, untere 50
Lendenwirbelsäule, Vorwölbung 32, 34, 91, 131
Lendenwirbelsäule, Wölbung 94, 96, 97, 119
Lesekeil 94
Liegen 25, 39, 66, 68, 90, 98
Liegestützen 116, 127

Magnetresonanztomographie (MRT) 22, 23, 131
Massage 7, 30, 31, 36, 129
Matratze 98
Medikamente 30, 37, 65, 68, 82, 83, 85, 129
Muskelaktivität 14, 16, 90, 120, 126
Muskelkraft 13, 16, 17, 21
Muskelspannung 17, 25, 33, 66, 67, 113, 120
Muskelspannung, Senkung der 30
Muskeltonus 120, 123
Muskulatur 16, 17, 20, 63, 92, 97, 113, 120, 124
Muskulatur, Aktivierung 7, 65, 68, 83, 85, 113
Muskulatur, geschwächte 81
Muskulatur, ischiokrurale 33
Muskulatur, stabilisierende 25, 26, 33, 92, 120, 125
Myelographie 22

Nacken 17, 72, 73, 98, 109, 112
Nackenmuskulatur 19, 90
Nackenschmerzen 6, 10, 30, 36, 72, 82, 131
Nackenschmerzen, Übungsplan 82
Nackenstütze 95
Nervendehnungsschmerz 16, 105
Nervendehnungstests 6, 25, 60, 80
Nervenmobilisierung 60, 65, 68, 80, 83, 85

Nervensystem 16, 20, 21, 23, 33, 35, 60, 80, 90, 109
Nervensystem, Beweglichkeit 7, 16, 33, 60, 73, 80, 102, 109, 112
Nervensystem, Mobilisierung 110, 112, 127
Nervenwurzel 11, 12, 16, 21, 30, 32, 39, 102, 105, 106
Nervenwurzelkompression 63, 81, 113
Nervenwurzeln 10, 17, 20, 21, 22
Nervenwurzeln, Hals- und obere Brustwirbelsäule 73
Nervenwurzeln, Halswirbelsäule 73
Nervenwurzeln, untere Brust- und obere Lendenwirbelsäule 50
Nervenwurzeln, untere Lendenwirbelsäule 50
Nervenwurzelreizung 126
Nervenwurzelschädigung 16

Oberarm 16, 73, 80, 112, 120
Oberarm, Abspreizen vom Körper 72, 80
Oberschenkel 39, 60, 96, 111, 119
Oberschenkelrückseite 33, 50, 94, 110, 111, 131
Oberschenkelvorderseite 50, 111
Operation 12, 35, 66, 68, 84, 99
Operation der Bandscheiben 35, 84
Operation, notwendige 66, 84
Operation, Übungsplan danach 68, 85

Physiotherapie 7, 13, 26
Potenziale, sensible evozierte (SEP), Ableitung 22

Radfahren 26, 128, 129
Reiten 125
Röntgenaufnahme 22
Rücken 6, 10
Rückenlage 39
Rückenlage, Beugung aus 59, 107
Rückenlage, Drehung aus 56, 105
Rückenlage, einfache Stemmübung in 66
Rückenlage, flache 39, 59, 67, 98
Rückenmark 10, 22
Rückenmuskelspannung 92
Rückenmuskulatur 19, 34, 35, 55, 90, 92, 104, 123
Rückenschmerzen 6, 10, 11, 13, 30, 31, 32, 36, 64, 123, 125
Rückenschmerzen, Übungsplan 64
Rumpfmuskelspannung 93
Rumpfmuskulatur 66, 67, 91, 92, 93
Rumpfmuskulatur, Aktivierung der 66, 84
Rumpfmuskulatur, Kräftigung der 85, 93, 116, 119
Rumpfmuskulatur, stabilisierende 93

Schieben 97
Schlafen 38, 98, 126
Schlafposition 56, 98
Schlingentisch 7, 30, 31
Schmerz 12, 14, 15, 16, 17, 18, 19, 20, 21, 25, 26, 30, 31, 33, 36, 37, 38, 102, 104, 105, 107
Schmerz, ausstrahlender 15, 18, 19
Schmerzgedächtnis 30, 130
Schmerzmittel 64, 82, 129
Schmerzstärke 17, 19
Schmerz, ziehender 33, 60, 111
Schultergürtel 14, 56, 93, 96, 98, 100, 114
Schwimmen 25, 125
Seitenlage 39, 56, 66, 68, 84, 98, 99, 106
Seitenlage, Drehung aus 56, 106
Seitneigung 15, 78, 82, 83, 85, 99, 108
Seitneigung der Halswirbelsäule 108
Seitneigung des Kopfes 78
Sichtbefund 12, 14
Sitzen 24, 32, 39, 90, 94, 95
Sitzen, aktives, aufrechtes 108, 128
Sitzen, richtiges 94
Skifahren 125
Sportarten 25, 89, 125, 128, 130
Sportarten, geeignete 125
Stand 20, 51, 73, 126, 127
Stehen 14, 20, 25, 39, 51, 82, 88, 90, 94, 96, 107, 110, 112, 126, 127, 128, 129, 130
Stemmübung 66, 84
Streckung 22, 38, 51, 55, 60, 73, 76, 82, 107, 116, 117
Streckung der Brustwirbelsäule 55
Streckung der Halswirbelsäule 78, 82, 83, 85, 98, 104, 108
Streckung der Lendenwirbelsäule 55, 68
Streckung der Wirbelsäule 18, 25, 26, 32, 33, 59, 100, 107, 126, 128, 129

Test- und Therapiebewegungen, Wirbelsäule 35, 53, 75
Thrombose 66
Tragen 96, 97
Trainingsprogramm 35, 64, 82
Trainingstherapie 89, 129
Treppensteigen 14, 123
Tumor 23, 25, 26
Tumorerkrankungen 10, 20, 25

Überbeweglichkeit 25, 103
Übungen alltäglicher Aktivitäten 33
Übungsplan 64, 68, 85
Übungsplan bei ausstrahlenden Schmerzen 65, 82
Übungsplan bei Nackenschmerzen 82
Übungsplan bei Rückenschmerzen 64
Übungsplan, intensiver 127
Übungsplan, kurzer 126
Übungsplan nach Operation 68, 85
Übungsprogramm 13, 35, 36, 37, 38, 64, 65, 82, 83, 109, 126
Unterarm 15, 16, 22, 73, 95, 112, 114
Unterarmstütz 55, 68
Untersuchung 21, 22

Untersuchung, ärztliche 13
Untersuchung, elektrophysiologische 21
Untersuchung, körperliche 12, 15, 20, 31, 130
Untersuchung, neurologische 17, 20

Verhaltensregeln für alltägliche Handlungen 6, 39, 66, 84
Vorbeugung 6, 7, 26, 32, 38, 88, 113, 125, 126

Wippen 68, 85
Wirbelsäule, aktives Strecken 100
Wirbelsäule, Beugung 25, 30, 32, 33, 51, 59, 66, 78, 94, 106, 107, 110, 125, 128
Wirbelsäule, Beweglichkeit 14, 15, 18, 33, 51, 74, 105
Wirbelsäule, Bewegung 14
Wirbelsäule, Bewegungen 6, 7, 17, 18, 19, 25, 26, 30, 33, 35, 53
Wirbelsäule, Drehung 51, 56, 60, 64, 65, 77, 101, 105, 106, 114, 119, 126, 127
Wirbelsäule, Erkrankungen 20
Wirbelsäule, Infektionen 10
Wirbelsäulenerkrankungen 17, 23, 25, 26
Wirbelsäule, passives Strecken 101
Wirbelsäule, Schmerzen 14, 18, 20, 25, 37, 75, 91, 109, 112
Wirbelsäule, Seitneigung 108
Wirbelsäule, Stabilisierung 7, 33, 85, 92, 118, 120
Wirbelsäule, Streckung 18, 25, 26, 32, 33, 39, 51, 53, 59, 66, 67, 76, 98, 100, 103, 107, 116, 126, 128, 129
Wundheilung 31, 68, 85

Zehenstand 114

Empfehlungen von Doris Brötz und Prof. Dr. med. Michael Weller

Im Folgenden finden Sie weiterführende Empfehlungen

Adressen

Stehpulte und höhenverstellbare Tische

Stehpulte und Tische finden Sie bei guten Büromöbelgeschäften, z. B. von der Firma Maul

Stühle

www.sedus.de
Sedus Stoll AG
Brückenstraße 15
79761 Waldshut
Tel.: 0 77 51/8 40
Fax: 0 77 51/8 43 10

www.haworth.de
Haworth, Inc.

Lesekeile, Lendenrollen

Fa. Schaumstoff Dieing
Estinger Str. 7a
82216 Maisach

Lesekeil:
Raumgewicht 35; bei Körpergröße über 177 cm: Höhe 26 cm, Breite 32 cm und Länge des unteren Schenkels 50 cm; bei Körpergröße unter 177 cm: Höhe 24 cm, Breite 30 cm und Länge des unteren Schenkels 45 cm; Baumwollbezug

Lendenrolle:
Raumgewicht 30; Durchmesser 8 cm, Länge 30 cm, Baumwollbezug

Matratzen

FLAIZ Polstermöbel GmbH
Polstermöbel- + Matratzenfabrik
Angelstr. 32
72401 Haigerloch-Gruol
Tel. 0 74 74/9 53 40

Jonglierbälle und Hanteln

http://www.flying-colors.de
FlyingColors GmbH
Eisenacher Str. 81
10823 Berlin
Tel.: 0 30/78 70 36 36
Fax: 0 30/78 70 36 37
E-Mail: eshop@flying-colors.de

Spaß mit Jonglieren
http://www.rehoruli.de

Motivator, Moderator & Jonglator
Stephan Ehlers
Notburgastr. 4
80639 München
Tel.: 0 89/17 11 70 36
Fax: 0 89/17 11 70 49
E-Mail: stephan.ehlers@rehoruli.de

Hanteln
Megafitness Shop
IFS GmbH
Lothforster Str. 46
41849 Wassenberg
Tel.: 0 24 32/93 47 100
Fax: 0 24 32/93 47 290
E-Mail: produktanfrage@megafitness-shop.de

Ergänzende Literatur

Baumann, D.: **Laufen Sie mit!** Das Trainingsbuch, München: DVA 2004

Brötz D., Weller M.: **Diagnostik bei Bandscheibenschäden.** Neurologie und Physiotherapie, Stuttgart: Thieme 2017

Seidenspinner, D.: **Training in der Physiotherapie,** Berlin: Springer 2005

Programmplanung: Celestina Filbrandt
Redaktion: Monika Naumann
Bildredaktion: Christoph Frick

Umschlaggestaltung und Layout:
CYCLUS · Visuelle Kommunikation, Stuttgart

Bildnachweis:
Umschlagmotiv und Bild S. 3: Matthias Gass, Konstanz
Fotos im Innenteil: Matthias Gass, Konstanz: S. 4, 5, 8, 28, 41, 46, 49, 50, 51, 53, 54, 55, 57, 58, 59, 61, 62, 63, 64, 65, 67, 70, 74, 76, 77, 79, 80, 86, 89, 90, 92, 93, 96, 97, 100, 101, 103, 104, 105, 106, 107, 108, 110, 111, 112, 114, 115, 116, 117, 118, 119, 121, 122
Die abgebildeten Personen haben in keiner Weise etwas mit dem Thema zu tun.
S. 12: © Mikael Damkier/stock.adobe.com;
S. 95: © Andrey Popov/stock.adobe.com – Stockfoto. Von einem Model gestellt.

Zeichnungen: Andrea Schnitzler, Innsbruck

4. Auflage 2022

TRIAS Verlag in Georg Thieme Verlag KG
Rüdigerstraße 14, 70469 Stuttgart, Germany
www.trias-verlag.de
© 3. Auflage 2019, TRIAS Verlag in Georg Thieme Verlag KG, ein Unternehmen der Thieme Gruppe, Rüdigerstraße 14, 70469 Stuttgart
© 1.–2. Auflage 2006, 2011 TRIAS Verlag in MVS Medizinverlage Stuttgart GmbH & Co. KG, Oswald-Hesse-Straße 50, 70469 Stuttgart

Printed in Germany

Satz und Repro: Fotosatz Buck, Kumhausen
gesetzt in Adobe InDesign CS5
Druck: AZ Druck und Datentechnik GmbH, Kempten
Gedruckt auf chlorfrei gebleichtem Papier

ISBN 978-3-432-11509-2 1 2 3 4 5 6

Auch erhältlich als E-Book:
eISBN (ePub) 978-3-432-11510-8

Bibliografische Information der Deutschen Nationalbibliothek
Die Deutsche Nationalbibliothek verzeichnet diese Publikation in der Deutschen Nationalbibliografie; detaillierte bibliografische Daten sind im Internet über http://dnb.d-nb.de abrufbar.

Dokumentationsbogen für Funktionseinschränkungen

Datum____________________ Gehen Sie zur Arbeit: ☐ Ja ☐ Nein

Wie lange können Sie gehen?

____

(Tragen Sie die Zeit in Minuten ein)

Wie weit können Sie gehen?

____

(Schätzen Sie die Entfernung in Metern, notieren Sie markante Punkte in Ihrer Umgebung wie z. B. bis zum Bäcker, oder Nachbarhaus)

Wenn Sie die folgende Liste durchgehen, stoßen Sie vielleicht auf Sätze, die für Sie am heutigen Tag Geltung haben. Wenn Sie eine bestimmte Aussage lesen, die für Sie am heutigen Tag zutrifft, so setzen Sie einen Haken ☑ vor die Zahl der entsprechenden Frage. Trifft die Aussage jedoch nicht zu, so lassen Sie den entsprechenden Platz frei.

☐ 1. Ich verbringe die meiste Zeit im Haus.
☐ 2. Ich gehe langsamer als sonst.
☐ 3. Ich erledige gewohnte Tätigkeiten zu Hause nicht wie früher.
☐ 4. Ich lege mich öfter hin als früher.
☐ 5. Schwere Arbeiten, die ich früher selbst erledigt habe, bitte ich andere zu tun.
☐ 6. Ich kann mich nicht selbstständig anziehen.
☐ 7. Ich begebe mich weniger in Gesellschaft als gewöhnlich (Freunde treffen, Kino, Restaurant, Konzert).
☐ 8. Ich schlafe schlechter als gewohnt.
☐ 9. Ich traue mir weniger zu als früher.
☐ 10. Ich setze mich öfter hin als früher.
☐ 11. Ich bin oft misslaunig und im Umgang mit anderen Leuten gereizter als sonst.
☐ 12. Ich kann nicht Auto fahren.
☐ 13. Ich habe meine gewohnten sportlichen Aktivitäten aufgegeben.
☐ 14. Ich kann nicht so lange sitzen wie früher.
☐ 15. Beim Autofahren kann ich mich zum Schulterblick nicht so gut nach hinten drehen wie sonst.
☐ 16. Ich fühle mich schon durch geringe Anstrengungen sehr erschöpft.
☐ 17. Mir ist öfter schwindelig.
☐ 18. Ich kann nicht rennen wie früher.

Wenn Sie die Anzahl der abgehakten, also zutreffenden Aussagen zählen, können Sie den Verlauf Ihrer Funktionsfähigkeit kontrollieren – je weniger Haken, desto besser die Funktionsfähigkeit.

Dokumentationsbogen für Symptome und Zeichen

Datum ______________________________

Medikamente ☐ muskelentspannende ☐ Entzündungshemmer und Schmerzmittel ☐ Cortison

Seitliche Verschiebung eines Körperabschnitts	☐ ja	☐ nein	☐ rechts	☐ links
Hinken	☐ ja	☐ nein		
Schonhaltung eines Armes	☐ ja	☐ nein	☐ rechts	☐ links
Steife, nach vorne gebeugte Haltung	☐ ja	☐ nein		

Schmerzen ... **... in den letzten 24 Stunden**

Vor den Übungen nach den Übungen größter Schmerz kleinster Schmerz

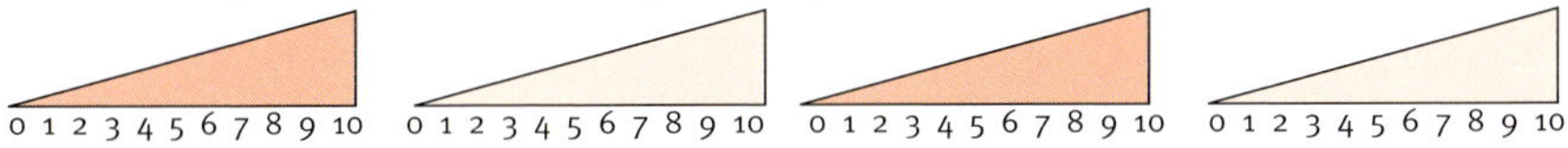

Gefühlsstörungen

Benennen Sie die Qualität des Gefühls	☐ taub	☐ pelzig	☐ leicht reduziert
Nehmen Sie ein Kribbeln wahr?	☐ ja	☐ nein	

Zeichnen Sie den Schmerzbereich und den Bereich der Gefühlsstörung in das Körperbild ein. Markieren Sie Schmerz mit Strichen (oder rot) und Gefühlsstörungen mit Punkten (oder blau).

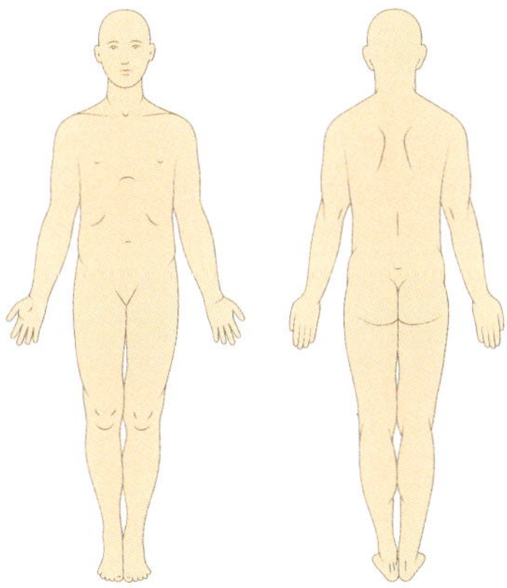

Bernateck M. Schmerzmedizin – 1000 Fragen. 2. Aufl. Stuttgart: Thieme; 2017

Muskelfunktionstests

Lendenwirbelsäulenprobleme	**re**	**li**	**Halswirbelsäulenprobleme**	**re**	**li**
Einbeinstand mit waagerechtem Becken					
Kniestreckung			Oberarmabspreizung		
Fußhebung			Ellenbogenbeugung		
Großzehenhebung			Ellenbogenstreckung		
Fußsenkung			Fingerspreizung		

Nervendehnungszeichen

Anheben des gestreckten Beines in cm		**Test der Armbeweglichkeit (siehe Abb. auf S. 84)**	
rechts	links	rechts	links

Finger-Boden-Abstand in Beugung in cm: ______________________________

Rundum
fit & entspannt

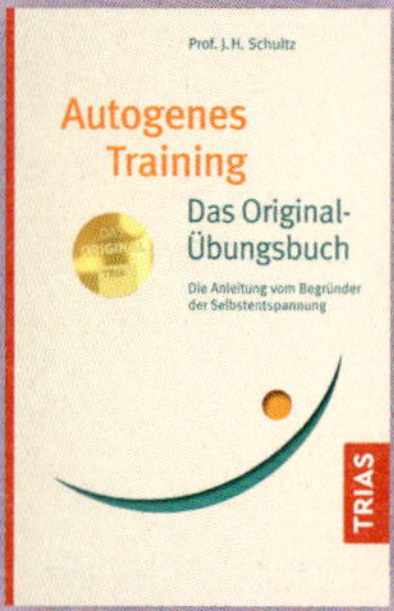

J.H. Schultz
Autogenes Training – Das Original-Übungsbuch

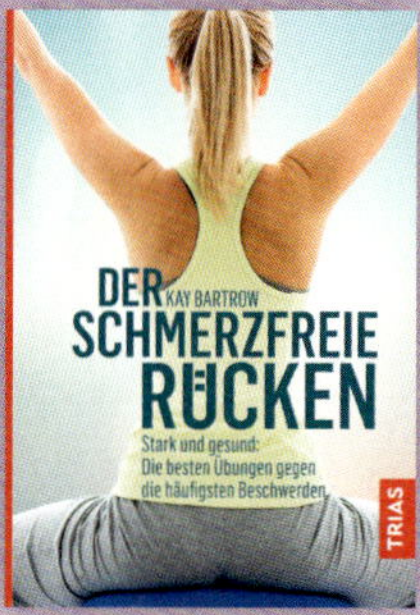

Kay Bartrow
Der schmerzfreie Rücken

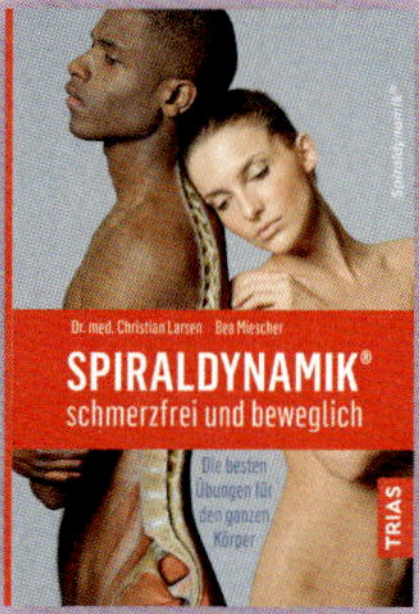

Christian Larsen, Bea Miescher
Spiraldynamik – schmerzfrei und beweglich

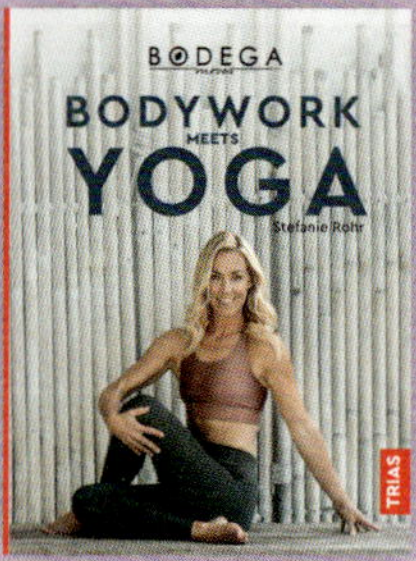

Stefanie Rohr
BODEGA moves® – Bodywork meets Yoga

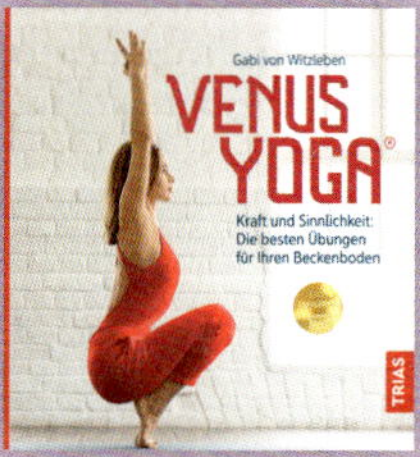

Gabi von Witzleben
Venus-Yoga

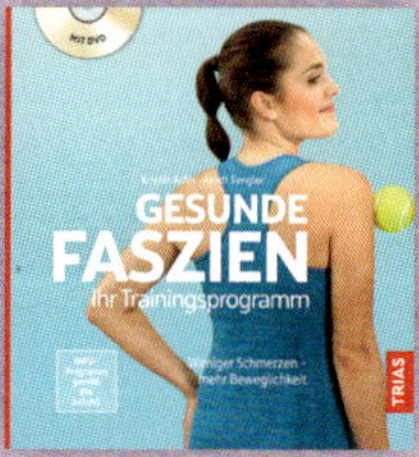

Kristin Adler, Arndt Fengler
Gesunde Faszien – Ihr Trainingsprogramm

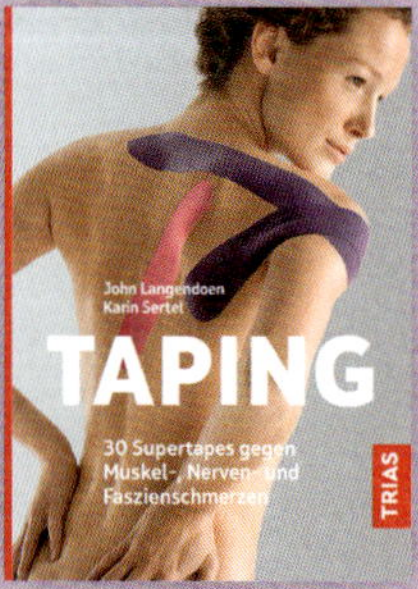

John Langendoen/Karin Sertel
Das Taping-Selbsthilfe-Buch

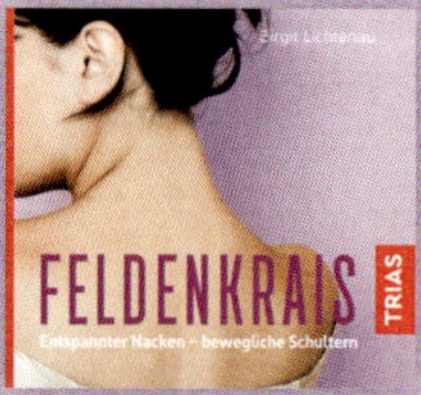

Birgit Lichtenau
Feldenkrais: Entspannter Nacken – bewegliche Schultern (Hörbuch)

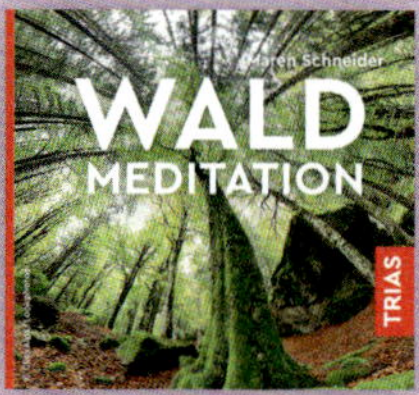

Maren Schneider
Wald-Meditation (Hörbuch)

Auch erhältlich als E-Book!

Mehr Bücher finden Sie hier:
www.trias-verlag.de